LES

FERMENTATIONS

PAR FERMENTS FIGURÉS

ET LEURS APPLICATIONS MÉDICALES

ÉTUDE D'APRÈS LES TRAVAUX LES PLUS RÉCENTS

PAR

JULES GAY

ANCIEN ÉLÈVE DE L'ÉCOLE NORMALE SUPÉRIEURE
AGRÉGÉ DES SCIENCES PHYSIQUES
PHARMACIEN DE 1re CLASSE
PROFESSEUR DE PHYSIQUE AU LYCÉE DE MONTPELLIER

MONTPELLIER
CAMILLE COULET, LIBRAIRE-ÉDITEUR
[illegible]
[illegible]
[illegible]

PARIS
Adrien DELAHAYE & E. LECROSNIER, Libraires-Éditeurs
[illegible]

1881

LES FERMENTATIONS
PAR FERMENTS FIGURÉS
ET LEURS APPLICATIONS MÉDICALES

ÉTUDE D'APRÈS LES TRAVAUX LES PLUS RÉCENTS

PAR

JULES GAY

ANCIEN ÉLÈVE DE L'ÉCOLE NORMALE SUPÉRIEURE
AGRÉGÉ DES SCIENCES PHYSIQUES
PHARMACIEN DE 1re CLASSE
PROFESSEUR DE PHYSIQUE AU LYCÉE DE MONTPELLIER

MONTPELLIER
CAMILLE COULET, LIBRAIRE-ÉDITEUR
[illegible]
[illegible]
5, GRAND-RUE, 5

PARIS
Adrien DELAHAYE & E. LECROSNIER, Libraires-Éditeurs
PLACE DE L'ÉCOLE DE MÉDECINE, 23

1881

Montpellier, J. MARTEL aîné, imprimeur de l'Académie.

LES FERMENTATIONS

PAR FERMENTS FIGURÉS

Introduction.

Le mot Fermentation vient de *fervere*, bouillir; on l'a appliqué depuis fort longtemps au phénomène qui se produit dans la cuve, quand le jus sucré du raisin se transforme en vin; ce phénomène est, en effet, accompagné d'un dégagement gazeux qui se fait avec un véritable bouillonnement. Ce nom a été étendu à un grand nombre d'autres phénomènes, obscurs et mal définis, dans lesquels on voyait des matières organiques, sous l'influence de causes inconnues, donner naissance à de nouveaux produits. — Ce n'est, à vrai dire, que depuis quelques années, depuis les remarquables travaux de M. Pasteur, que ce mot a pris une signification précise. — Nous appellerons donc fermentations les transformations produites dans certaines substances liquides ou dissoutes corrélativement au développement d'organismes figurés, d'espèces très-variables. — Nous renverrons, pour de plus amples détails sur l'historique de cette question, aux remarquables travaux publiés par MM. Duclaux (1)

(1) Duclaux, *Des fermentations*, dans le Dictionnaire encyclopédique des Sciences médicales. Paris, Masson, 1877.

et Schützenberger (1). Nous nous proposons d'indiquer ici sommairement, mais aussi complètement que possible, en quoi consistent les fermentations actuellement connues; nous ferons ressortir les conséquences pratiques de ces faits, et les applications nombreuses que l'industriel, le chimiste, l'homme du monde, et particulièrement le médecin et le pharmacien, sont appelés à en faire.

Fermentation alcoolique.

Historique.

Parmi les fermentations connues, il en est une qu'on peut appeler la fermentation type, parce que, observée la première, elle a été, de la part d'un grand nombre de savants, l'objet d'études approfondies, qui en ont fait vraiment le type et le modèle de l'étude de toutes les fermentations. C'est précisément celle qui se produit dans la cuve où l'on entasse le raisin et qui, caractérisée par un bouillonnement et par la production d'alcool, est appelée fermentation alcoolique. Nous nous réservons d'ailleurs d'en donner plus tard une définition plus précise.

La transformation subie par les liquides sucrés dans le phénomène de la fermentation alcoolique a, depuis la plus haute antiquité, attiré l'attention de tous ceux qui ont étudié les phénomènes naturels; mais pendant bien des siècles nous ne rencontrons qu'une connaissance fort incomplète des phénomènes, et surtout les idées les plus confuses et les plus étranges sur la cause de ces phénomènes; — étude qui, chez les anciens, précédait trop souvent, au lieu de la suivre, celle des phénomènes eux-mêmes. Ce n'est guère qu'à partir de Black que commencent les études sérieuses et

(1) P. Schützenberger, *Les fermentations*. 1 vol. de la Bibliothèque scientifique internationale. Paris, G. Baillière, 1879.

fécondes. Le premier, il montra que dans la fermentation alcoolique le sucre disparaît, et qu'il se forme de l'alcool et de l'acide carbonique. Bientôt Lavoisier vint, et sur cette question, comme sur tant d'autres, il porta les lumières éclatantes de son génie.

Lavoisier.— Étude chimique de la fermentation.

Il appliqua la balance à l'étude de ce phénomène. Il pesa un vase contenant un poids donné de sucre et un peu de levûre de bière; la fermentation achevée, il pesa le vase et eut ainsi par différence le poids d'acide carbonique dégagé; quant à l'alcool, il le séparait par distillation et le pesait. Il trouva ainsi que la somme des poids de l'alcool et de l'acide carbonique obtenus était sensiblement égale au poids du sucre. Et insistant sur cette égalité, Lavoisier arrive à formuler ce grand principe : « Rien ne se perd, rien ne se crée », devenu l'un des fondements de la chimie. « Les effets de la fer- » mentation vineuse se réduisent donc à séparer en deux portions » le sucre qui est un oxyde, à oxygéner l'une aux dépens de l'autre » pour en former de l'acide carbonique; à désoxygéner l'autre en » faveur de la première pour en former une substance combustible » qui est l'alcool; en sorte que s'il était possible de recombiner ces » deux substances, l'alcool et l'acide carbonique, on reformerait » du sucre (1) » — C'est la première analyse sérieuse et la première vue nette du phénomène. — Cette découverte eut un retentissement immense. Elle n'avait pas seulement pour effet de substituer la clarté et la précision à l'obscurité et à la confusion qui régnaient sur cette question de la fermentation vineuse ou alcoolique; elle précisait la voie dans laquelle devaient se faire les recherches futures.

En effet, à partir de Lavoisier, les études sur cette question prennent un remarquable caractère de précision et font faire un pas sérieux à la science. Gay-Lussac et Thénard, d'une part; de Saussure, de l'autre, donnent en 1815 des analyses exactes du

(1) Lavoisier, *Traité élémentaire de chimie*, partie I, chap. XIII.

sucre et de l'alcool ; ces résultats confirment les vues de Lavoisier. — Toutefois ils conduisent Gay-Lussac (*Annales de chimie*, t. XCV, p. 318) à l'équation suivante du phénomène :

$$C^{12}H^{12}O^{12} = 2\,C^{4}H^{6}O^{2} + 4\,CO^{2}$$

Or, les analyses du sucre de canne de Gay-Lussac et Thénard eux-mêmes conduisent à la formule $C^{12}H^{11}O^{11}$. Gay-Lussac attribue la différence à une erreur d'expérience. — Il n'en est pas ainsi, comme l'ont montré en 1828, MM. Dumas et Boullay. Mais si à la formule du sucre de canne $C^{12}H^{11}O^{11}$, on ajoute une molécule d'eau HO, on retrouve la formule de Gay-Lussac :

$$C^{12}H^{11}O^{11} + HO = 2\,C^{4}H^{6}O^{2} + 4\,CO^{2}.$$

Or, $C^{12}H^{11}O^{11} + HO = C^{12}H^{12}O^{12}$ c'est le sucre incristallisable ou glucose ; et M. Dubrunfant a montré, en 1832, qu'en effet, le sucre de canne se transformait en sucre incristallisable avant de fermenter. Ainsi se trouve expliquée la contradiction apparente entre la formule de la fermentation de Gay-Lussac et la formule du sucre de canne : le sucre de canne ne fermente jamais directement ; il commence toujours par se transformer en sucre incristallisable en fixant les éléments d'une molécule d'eau ; c'est cette dernière variété de sucre qui seule peut subir la fermentation alcoolique. — M. Berthelot a prouvé depuis, que cette transformation se fait sous l'influence d'une diastase produite par la levûre elle-même, diastase qu'il est parvenu à isoler.

Mais, si le côté chimique du phénomène était ainsi bien connu, il n'en était pas de même du côté physiologique, c'est-à-dire du rôle de cette levûre de bière reconnue cependant indispensable à la production du phénomène. Lavoisier a laissé ce côté dans l'ombre, et ses successeurs, suivant la voie qu'il avait tracée, le négligèrent également ; tant est grande, nous sera-t-il permis de le signaler en passant, l'influence des esprits supérieurs, que leurs omissions comme leurs affirmations engagent en quelque sorte l'avenir pour un long temps!

Reprenons donc l'histoire de ce côté du phénomène. On savait que cette levûre, cette espèce d'écume et de dépôt, accompagnait les phénomènes de fermentation. Thénard montra, en outre, que, dans tous les jus sucrés mis en fermentation spontanée, il se formait un dépôt ayant l'apparence et les propriétés de la levûre. — D'autre part, Leuwenhoeck, le premier qui ait observé au microscope, remarqua, en 1680, que la levûre examinée au microscope présente l'aspect de globules ovoïdes ou sphériques, comme des corps organisés. Cette observation fut confirmée au commencement de ce siècle par un grand nombre d'observateurs, et l'un d'eux, Cagniard de Latour, écrivit même à ce sujet cette phrase remarquable, inaperçue en son temps (1835), mais souvent citée depuis par M Pasteur : « les globules de la levûre sont des êtres » vivants susceptibles de se reproduire par bourgeonnement, et » n'agissant probablement sur le sucre que par quelque effet de » leur végétation. » — Schwann remarqua, en outre, que du moût de raisin ou de bière bouilli et préservé du contact de l'air ne fermentait pas; qu'il fermentait dès qu'on amenait de l'air dans le liquide; mais que la fermentation n'avait pas lieu si cet air avait été préalablement chauffé dans un tube au rouge, puis refroidi; l'oxygène ne suffisait donc pas pour assurer la fermentation. Toutefois, l'expérience ne réussissait pas toujours, et ainsi les recherches de Cagniard de Latour et de Schwann, qui serraient la vérité de si près, furent presque oubliées et n'avancèrent pas beaucoup la question. — C'est alors (1839) que le grand chimiste allemand Liebig proposa pour expliquer les phénomènes de fermentation, sa célèbre théorie du mouvement communiqué. Cette théorie, qui paraît étrange aujourd'hui, fut cependant soutenue par son auteur jusqu'à sa mort. « La levûre de bière, dit-il, et en général » toutes les matières animales ou végétales en putréfaction,

» reportent sur d'autres corps l'état de décomposition dans lequel » elles se trouvent elles-mêmes. Le mouvement qui, par la per- » turbation d'équilibre, s'imprime à leurs propres éléments, se » communique également aux éléments des corps qui se trouvent en » contact avec elles. » C'était, on le voit, de la pure hypothèse.

M. Pasteur. — Théorie physiologique de la fermentation.

Nous arrivons enfin au célèbre mémoire de M. Pasteur (1) sur la fermentation alcoolique. On peut dire que M. Pasteur a fait pour le côté physiologique de la fermentation, ce que Lavoisier avait fait pour le côté chimique.

Reprenant d'abord, avec une précision inconnue jusqu'à lui et par des expériences indiscutables, l'analyse chimique de la fermentation alcoolique, M. Pasteur établit qu'indépendamment de l'alcool et de l'acide carbonique, produits principaux de la fermentation alcoolique, il se forme toujours de la glycérine et de l'acide succinique ; — que ces deux corps sont produits aux dépens du sucre et que la levure n'y prend aucune part ; — que l'acide lactique, signalé fréquemment dans les analyses antérieures, comme l'un des produits de la fermentation alcoolique, est en réalité le produit d'une fermentation distincte qui accompagne fréquemment, mais non pas nécessairement, la fermentation alcoolique. — D'autres savants, avant M. Pasteur, (Dubrunfaut, le Dr Schmidt de Dorpat) avaient indiqué la présence d'autres corps que l'alcool et l'ac. carbonique parmi les produits constants de la fermentation alcoolique, mais il appartient à M. Pasteur d'avoir, par ses analyses si précises, mis ce fait hors de doute et d'avoir donné le premier une formule du phénomène, bien plus complète et approchée que celle de Gay-Lussac. C'est la formule suivante :

$$\underbrace{49\,C^{12}H^{11}O^{11}}_{\text{sucre}} + \underbrace{109\,HO}_{\text{eau}} = \underbrace{12\,C^{8}H^{6}O^{8}}_{\text{ac. succinique}} + \underbrace{72\,C^{6}H^{8}O^{6}}_{\text{glycérine}} + \underbrace{60\,CO^{2}}_{\text{ac. carb.}}$$

Puis, abordant l'étude physiologique du phénomène, M. Pasteur

(1) *Annales de ch. et de ph.* 3e série, tome LVIII, p. 330, 1860.

montre qu'il n'y a jamais fermentation, c'est-à-dire dédoublement du sucre en alcool, ac. carbonique, glycérine et ac. succinique, sans qu'il y ait en même temps vie commencée et poursuivie des globules de la levûre de bière. Ce dédoublement est toujours corrélatif de la vie des globules de levûre ; d'où cette conséquence, absolument vérifiée par l'expérience, que la fermentation s'arrêtera bientôt si les globules de levûre ne trouvent pas les éléments nécessaires à leur nourriture, tandis qu'il sera possible de provoquer une fermentation complète de sucre candi pur, en y ajoutant une trace de levûre et les matières minérales nécessaires à la nourriture de cette levûre. Ces matières minérales peuvent être ajoutées soit sous forme de cendres de levûre, soit nature dans des proportions indiquées par M. Pasteur. — M. Pasteur a fait en outre cette remarque importante, qu'une partie du sucre est employée à fournir à la levûre les matières dont elle a besoin, et particulièrement l'oxygène. — Quand la fermentation est achevée, on trouve que le poids de levûre obtenue est de 20 à 30 fois le poids de levûre employée.

Théorie nouvelle de la fermentation. — Vie sans air.

La transformation du sucre en alcool et acide carbonique est donc, ainsi que nous l'avons dit plus haut, corrélative de la vie des globules de levûre. — Mais est-ce là une propriété spéciale de la levûre, qui, seule parmi les organismes microscopiques, pourrait opérer cette transformation ; ou bien n'est-ce qu'un cas particulier d'un phénomène physiologique général ? — Nous allons voir que c'est à ce dernier résultat que l'on est forcément conduit.

M. Pasteur et ses élèves, notamment M. Raulin (1), ont fait, des conditions du développement de certaines moisissures, particulièrement de celles connues sous le nom de *Penicillium glaucum* et *Aspergillus niger*, une étude attentive. Or, si l'on distille les liquides sucrés de composition diverse à la surface desquels on fait

(1) Raulin, *Thèse pour le doctorat*. Paris, Masson, 1870.

végéter des spores de ces deux moisissures, on y reconnaît fréquemment la présence de l'alcool, — tandis que dans d'autres cas il n'y en a pas trace. — M. Pasteur a remarqué, et démontré par les expériences les plus concluantes, que, toutes les fois que la petite plante végète à l'abri du contact de l'air, — lorsqu'on vient, par exemple, à la submerger dans le liquide de culture, — l'alcool et l'acide carbonique apparaissent, en quantités d'autant plus grandes que la privation d'air a été plus complète; des cultures absolument semblables, quant aux spores déposées et à la nature du liquide employé, ne donnent au contraire jamais d'alcool, si la plante a pu se développer au contact de l'air. Seulement la végétation de la plante à l'abri de l'air est pénible et s'arrête bientôt. M. Pasteur a constaté d'ailleurs l'absence complète de globules de levûre dans ces cultures. Nous reviendrons tout-à-l'heure sur ce fait.

Il résulte de ces expériences :

1° Que d'autres organismes que la levûre peuvent provoquer la fermentation alcoolique et devenir, par conséquent, des ferments ;

2° Que ces moisissures ne deviennent ferments qu'autant qu'elles se développent à l'abri de l'air, et qu'alors privées pour leur respiration de l'oxygène de l'air, elles s'adressent à celui du sucre, et respirent en quelque sorte l'oxygène du sucre. Celui-ci est alors brûlé en partie sous forme d'acide carbonique, et donne d'autre part un nouveau corps combustible, l'alcool.

De nouveaux faits vinrent confirmer les précédents. On sait avec quelle facilité apparaissent, à la surface du vin, ce qu'on appelle les fleurs du vin : *Mycoderma vini*. — Tant que cet organisme vit à la surface du liquide, au contact de l'air par conséquent, il respire l'oxygène de l'air et brûle les corps combustibles qu'il a à sa disposition : sucre, alcool même, etc. Mais si l'on vient à submerger ce voile de *Mycoderma vini*, il ne périt pas, comme le font d'autres êtres ; il continue à vivre, — d'une vie lente, difficile et de courte durée, il est vrai, mais non douteuse; et alors loin de brûler l'alcool, il en fait aux dépens du sucre contenu dans le liquide dont il respire l'oxygène, le transformant ainsi en alcool et acide carbonique par une véritable fermentation alcoolique. Le *Mycoderma vini*, comme le *Penicillium glaucum*, comme l'*Aspergillus niger*, comme d'autres encore, ainsi que nous le verrons plus tard, peut donc provoquer la fermentation alcoolique : celle-ci n'est donc pas le fait exclusif de la levûre de bière, et nous sommes contraints d'admettre, — nous laissons la parole à M. Pasteur (1), — « que la production de l'alcool et » de l'acide carbonique à l'aide du sucre, en un mot la fermen- » tation alcoolique, sont des actes chimiques liés à la vie végétale » de cellules de nature très-diverse, et qu'ils apparaissent au » moment où ces cellules cessent de pouvoir comburer librement » les matériaux de leur nutrition par l'effet de la respiration, c'est- » à-dire par l'absorption du gaz oxygène libre, et qu'elles pour- » suivent leur vie en utilisant les matières oxygénées qui, comme » le sucre ou les substances explosibles, produisent de la chaleur » en se décomposant. Le caractère ferment se présente donc à nous » comme n'étant pas propre à tel ou tel être, à tel ou tel organe, » mais comme une propriété générale de la cellule vivante, » caractère toujours prêt à se manifester et se manifestant réelle- » ment, dès que la vie ne s'accomplit plus sous l'influence du gaz » oxygène libre ou d'une quantité de ce gaz suffisante pour tous les » actes de nutrition. »

Cette manière d'envisager la fermentation a reçu de nombreuses confirmations, nous le verrons tout-à-l'heure. La fermentation n'est plus la conséquence d'une propriété particulière de la levûre de bière; c'est un phénomène beaucoup plus général; c'est la conséquence d'une propriété des cellules vivantes. — Remarquons, en

(1) Pasteur, *Études sur la bière*, p. 113.

outre, avec M. Pasteur, qu'il résulte de ces faits, qu'à côté d'organismes ayant besoin d'air pour vivre, il en est qui peuvent vivre sans air, — sinon sans oxygène; seulement ils l'empruntent alors à des composés qui sont précisément les corps explosibles et fermentescibles. — M. Pasteur a proposé, pour distinguer ces deux modes d'existence des organismes inférieurs ou des cellules, les expressions de végétaux et de cellules *aérobies* et *anaérobies*; — les ferments étant essentiellement des êtres anaérobies.

Toutefois, cette manière de voir a été l'objet de nombreuses contradictions. S'appuyant sur ce fait que dans les fermentations alcooliques produites par l'*Aspergillus*, le *Penicillium* ou le *Mycoderma vini*, on rencontre fréquemment des globules de levûre de bière, plusieurs auteurs, entre autres Turpin, H. Hoffmann (1), Trécul (2), Bail (3), Béchamp (4), ont prétendu que ces divers organismes pouvaient se transformer en levûre de bière, et qu'ils n'étaient ainsi que des formes différentes d'un seul et même végétal. — Pour s'en assurer, M. Pasteur a repris toutes les expériences de ses contradicteurs, mais en excluant par les dispositifs les plus ingénieux — décrits dans les « Études sur la bière », — toute possibilité d'introduction de germes étrangers à celui que l'on cultive. Or, en opérant de la sorte, on ne rencontre jamais dans une culture d'*Aspergillus* que des spores d'*Aspergillus*, dans une culture de *Penicillium* ou de *Mycoderma vini* que des spores de ces petits végétaux, mais pas une cellule de levûre de bière, si favorable à son développement que soit le milieu de culture employé. Si, dans les expériences conduites avec une précision moins rigoureuse, on rencontre un mélange de cellules de diverses espèces, — quelquefois même une

(1) H. Hoffmann, *Études mycologiques sur la fermentation*, 1860.
(2) Trécul, *Comptes-rendus de l'Académie*, passim.
(3) Bail, *Communications sur l'origine et le développement de quelques champignons*. Dantzig, 1867.
(4) Béchamp, *Recherches sur la nature et l'origine des ferments*, 1871.

récolte toute différente du végétal semé, c'est, qu'à l'insu de l'opérateur, il s'est introduit dans le vase à expérience d'autres germes que ceux volontairement introduits, que ces germes se sont développés, que parfois même ils ont pu tuer ceux ensemencés avec intention: et ainsi une culture d'*Aspergillus niger*, par exemple, peut donner une récolte de *Mycoderma vini* ou de levûre de bière, et faire croire par suite à une transformation de l'un de ces végétaux dans l'autre. — Ajoutons que l'un des mycologues les plus autorisés d'Allemagne, M. de Bary, est arrivé aux mêmes résultats que M. Pasteur. — On doit donc, jusqu'à preuve du contraire, considérer comme certain que ces diverses moisissures ne se transforment pas en levûres alcooliques du vin ou de la bière.

Les végétaux que nous avons cités ne sont pas les seuls qui puissent provoquer la fermentation quand on les prive de l'oxygène de l'air, et qu'on les oblige ainsi à recourir pour leur respiration à l'oxygène combiné. — Il en est de même pour les moisissures connues sous le nom de *Mucor mucedo* et *Mucor racemosus*; l'une et l'autre en présence de l'oxygène se développent en mycelium et brûlent le sucre, tandis qu'en l'absence de l'oxygène, elles dédoublent le sucre en fournissant les produits ordinaires de la fermentation. Cela résulte et des expériences de M. Pasteur, et de celles absolument concordantes du Dr Fitz (1).

Origine de la levûre.

Indépendamment de ces moisissures, on sait aujourd'hui qu'il existe un grand nombre de levûres, — ou *Saccharomyces*, — qui peuvent produire la fermentation alcoolique; nous citerons particulièrement: *Saccharomyces Pastorianus* (Rees), *Sacch. apiculatus*, etc. M. Pasteur, le Dr Rees et le Dr Engel, de Nancy, en ont fait une étude détaillée. M. Pasteur a vainement essayé, en modifiant les conditions de leur développement, de transformer quelques-unes de ces levûres l'une dans l'autre; toutefois on ne saurait affirmer,

(1) *Bulletin de la Société chimique de Berlin*, 1873.

dans l'état actuel de la science, que toutes ces levûres soient spécifiquement distinctes et ne soient pas, pour quelques-unes d'entre elles du moins, les formes différentes d'un seul et même végétal, ou bien encore des organes détachés d'un autre organisme. M. de Bary, et après lui M. Pasteur, ont été conduits à cette manière de voir dans des recherches sur l'origine de la levûre de bière ordinaire, ou *Saccharomyces cerevisiæ*. Ce n'est en effet que vers la fin de l'été, à l'époque des vendanges, que l'on voit apparaître sur les grains de raisin, sur le bois de la vigne, des cellules de *Saccharomyces cerevisiæ* ou levûre ordinaire; aux autres époques de l'année il n'y en a pas. M. Pasteur s'en est assuré non-seulement par l'étude microscopique, mais aussi en constatant que la poussière recueillie sur le bois ou sur les grains est impuissante à déterminer la fermentation d'un jus sucré. — D'où vient donc cette levûre nécessaire à la fermentation spontanée du jus de raisin, et que l'observation prouve n'exister que pendant une période de faible durée? — On est conduit à admettre qu'elle provient d'un autre végétal; or l'observation démontre la présence constante et en quantité considérable sur les ceps de vigne d'une petite moisissure que M. de Bary a nommée *Dematium pullulans*. La levûre ne serait qu'un organe détaché de ce *Dematium*. Toutefois, la démonstration complète de ce fait exigerait qu'on eût constaté, dans des cultures sous le microscope, la production de levûre au moyen du *Dematium*.

Il résulte de tout ce qui précède que la fermentation n'est pas la conséquence d'une propriété spéciale à une forme particulière d'organismes. C'est une propriété générale, — ou du moins commune à un très-grand nombre de cellules vivantes. Au contact de l'air, elles en respirent l'oxygène à la façon ordinaire; privées d'air, elles ne meurent pas, et continuent à respirer aux dépens de l'oxygène du sucre; seulement, avec les conditions de leur existence, leur forme se modifie. — En d'autres termes, les cellules-ferments sont essentiellement anaérobies, mais à chaque cellule-ferment ou anaérobie correspond un végétal aérobie. — M. Pasteur a montré que la puissance comme ferment d'une cellule, — puissance qu'il ne faut pas confondre avec l'activité de la végétation et de la fermentation qui l'accompagne, — est en raison inverse de la quantité d'oxygène libre mise à la disposition de la cellule : si la cellule est baignée dans une atmosphère oxygénée, sa puissance comme ferment est nulle ; elle devient maxima si la cellule est absolument privée d'oxygène ; seulement la vie est bien plus lente, et par suite la fermentation aussi. — C'est pour n'avoir pas distingué suffisamment les conditions de végétation de la levûre, de sa puissance comme ferment, que M. Schützenberger avait cru pouvoir contredire en partie la théorie de la fermentation de M. Pasteur (1).

Fermentation spontanée des fruits sucrés dans l'ac. carbonique.

Les recherches de MM. Léchartier et Bellamy, en 1869, confirmées et complétées par M. Pasteur, ont apporté à la théorie de la fermentation un appui considérable. Des fruits mûrs (prunes, poires, etc.), enfermés dans une éprouvette contenant de l'acide carbonique, donnent au bout de quelque temps une proportion notable d'acide carbonique et d'alcool ; — tandis que, dans des fruits semblables conservés à l'air ou dans l'oxygène, la maturité augmente et avec elle la quantité de sucre. Privées du contact de l'air, les cellules des fruits se sont comportées comme des cellules-ferments, et ont respiré l'oxygène de la matière sucrée opérant le dédoublement de celle-ci en alcool et acide carbonique.

M. Müntz (2) a répété les expériences de MM. Lechartier et Bellamy, non sur des fruits détachés de la plante, mais sur des plantes entières placées dans l'azote. Il a constaté que si les plantes témoins vivant à l'air n'ont donné aucune trace d'alcool, celles placées dans l'azote en ont donné en quantité très-appréciable. Donc chez les végétaux supérieurs, la cellule vivante est apte, en l'absence

(1) Schützenberger, *Les fermentations*. Paris, 1879, p. 147 et suiv. — Pasteur, *Études sur la bière*. Paris, 1876, p. 247.

(2) *Comptes-rendus de l'Académie des Sciences, 1878*. 1er Sem., p. 49.

de l'oxygène, à fonctionner comme les cellules de champignons, en produisant une vraie fermentation alcoolique (1).

Rappelons enfin que M. J. Béchamp (2) a trouvé de l'alcool dans la viande fraîche, aussi bien que dans la viande en putréfaction. Cette production d'alcool n'est-elle pas due, bien que l'auteur n'indique pas cette conséquence, à une véritable fermentation alcoolique produite par les cellules de la viande, comme celle produite par les cellules des fruits ou des plantes dans les expériences citées plus haut?

L'histoire des différentes fermentations va nous offrir de nouvelles preuves à l'appui de cette manière de voir. Nous l'exposerons beaucoup plus brièvement que la fermentation alcoolique, qui a dû nous arrêter plus longtemps comme type de ce genre de phénomènes. Nous renvoyons d'ailleurs, pour l'étude des conditions de nutrition de la levûre, aux ouvrages déjà cités de MM. Pasteur, Duclaux et Schützenberger.

Fermentation lactique.

Le lait, abandonné au contact de l'air, aigrit promptement, par suite de la formation d'un acide particulier, appelé acide lactique. Cet acide fut isolé pour la première fois par Scheele en 1780. Mais le lait est loin d'être le seul corps qui puisse donner de l'acide lactique. La plupart des sucres et des substances voisines des sucres, la mannite, la sorbine, l'inosite, etc., peuvent également en fournir. — Il se forme aussi fréquemment dans la fermentation alcoolique, au point qu'on a cité parfois l'acide lactique comme l'un des produits normaux de la fermentation alcoolique. Toutefois les conditions de sa production restaient entourées de la plus grande obscurité. — Boutron et Frémy, les premiers, considérèrent sa production comme le résultat d'une fermentation spé-

(1) Voir la note de la page 64.

(2) *Comptes-rendus de l'Académie des sciences 1879*, 2e Sem., p. 573.

ciale. Mais c'est M. Pasteur qui en a fourni la preuve expérimentale en isolant et en cultivant le ferment lactique. — Celui-ci présente en masse l'aspect de la levûre de bière ; au microscope, il montre des globules ou des articles beaucoup plus petits que ceux de la levûre de bière. Ce ferment se développe de préférence dans les liquides un peu alcalins. Aussi les fermentations lactiques deviennent vite languissantes, et peuvent même être promptement remplacées par la fermentation alcoolique, par exemple, si l'on ne prend la précaution de saturer l'acide lactique au fur et à mesure de sa production, en ajoutant de la craie au liquide en fermentation. On peut réaliser par ce moyen des fermentations lactiques très-promptes, et comme l'acide carbonique est chassé par l'acide lactique, le phénomène revêt extérieurement la forme de la fermentation alcoolique. — Du reste, ces deux fermentations sont fréquemment simultanées ; la levûre de bière et le ferment lactique s'accommodant également bien des mêmes liquides de culture. Seulement, le ferment lactique ne se développe bien que dans un liquide neutre ou légèrement alcalin ; tandis que le développement de levûre de bière est favorisé, au contraire, par un milieu acide. — Il en résulte, que dans un milieu neutre, les deux ferments, et par suite les réactions chimiques qui en sont la conséquence, se développeront simultanément. Si le milieu est acide le ferment alcoolique se développera de préférence, et le contraire aura lieu si on sature la liqueur par la craie. Ainsi s'explique la présence fréquente de l'acide lactique parmi les produits de la fermentation alcoolique ; mais M. Pasteur s'est assuré qu'il manquait toujours dans une fermentation alcoolique pure. Le rôle du ferment lactique consiste, d'ailleurs, simplement dans un dédoublement de la molécule du sucre en deux molécules d'acide lactique. — Cette fermentation, encore peu étudiée, intervient certainement dans un grand nombre de phénomènes naturels, dans la fabrication de la choucroute, dans celle du pain, etc.

Fermentation butyrique. — Putréfaction.

La fermentation que nous avons à étudier maintenant est des plus intéressantes. Elle offre, en effet, un exemple fort net de cette vie sans air qui est, d'après M. Pasteur, le caractère essentiel des ferments. De plus, les phénomènes si obscurs et si complexes de putréfaction présentent avec la fermentation butyrique les liens les plus étroits. Enfin, les êtres qui déterminent cette fermentation offrent un type des plus intéressants. Ils jouent en effet un rôle considérable dans quelques maladies redoutables ; c'est à eux également qu'est due la destruction des grands végétaux des époques géologiques. — Mais reprenons chacun de ces points.

Fermentation butyrique. La fermentation butyrique, proprement dite, est caractérisée par la formation d'acide butyrique et un dégagement gazeux complexe et variable, formé surtout d'hydrogène et d'acide carbonique. Un grand nombre de corps peuvent subir cette fermentation : acide lactique, sucres, acide malique, acide tartrique, matières albuminoïdes, etc. — On peut obtenir, par exemple, une fermentation butyrique très-prompte et très-pure, en introduisant, au moyen d'un entonnoir à robinet, quelques gouttes d'une fermentation butyrique en activité, dans un ballon rempli d'une solution de lactate de chaux et d'une petite quantité de sels nutritifs. On n'introduit d'ailleurs le liquide actif qu'après avoir détruit par l'ébullition les germes qui pourraient être contenus dans la dissolution de lactate. On ne tarde pas alors à voir se dégager un gaz qui est un mélange d'hydrogène et d'acide carbonique, en même temps qu'il se forme du butyrate de chaux dans la liqueur. Qu'on examine maintenant au microscope une goutte puisée dans le liquide, on y observe une multitude de petits organismes de forme allongée, remarquables par leurs mouvements continuels : ce sont des vibrions. Seulement, tandis que dans le milieu de la goutte ces vibrions conservent leur agilité, ceux des bords la perdent bientôt et paraissent morts. C'est qu'en effet, comme M. Pasteur s'en est assuré par des expériences directes, ces vibrions sont essentiellement anaérobies. L'oxygène de l'air les tue; il leur faut, pour respirer, de l'oxygène combiné. Mais comment alors se reproduisent et se multiplient ces petits êtres que l'air tue? — Le vibrion donne naissance, à une période de son existence, à une multitude de petits points ou corpuscules brillants, sortes de spores qui reproduisent des vibrions dès qu'elles trouvent un sol et des conditions favorables, et qui, elles, peuvent vivre parfaitement à l'air. C'est par ces corpuscules que les vibrions peuvent se propager et se reproduire. Ils peuvent même subir une dessiccation assez prolongée sans perdre leur vitalité, et constituent ainsi une véritable poussière vivante, toute prête, quand elle tombera dans un liquide approprié, à donner naissance à d'agiles vibrions et aux décompositions qui accompagnent le développement de ces singuliers petits êtres. Nous verrons plus tard que c'est par un moyen semblable que se conservent et se reproduisent les vibrions de l'infection purulente, anaérobies comme ceux de la fermentation butyrique.

Si maintenant le liquide soumis à la fermentation butyrique renferme du soufre ou du phosphore comme certaines matières albuminoïdes, on comprend facilement que, la fermentation butyrique donnant naissance à de l'hydrogène réducteur, il se forme de l'hydrogène sulfuré et de l'hydrogène phosphoré, et que par suite la fermentation butyrique soit accompagnée d'une odeur fétide.

Putréfaction

Venons maintenant aux phénomènes de putréfaction : nous avons dit qu'ils étaient complexes; on confond, en effet, sous cette dénomination deux et même trois phénomènes distincts. Considérons d'abord un liquide facilement putrescible, tel qu'une infusion de pois ou d'asperges ; abandonnée à l'air, elle ne tarde pas à dégager une odeur repoussante. Si on examine alors avec soin ce qui s'y passe, on observe les phénomènes suivants. A la surface, on trouve une multitude d'organismes inférieurs : monades, vibrions aérobies, bactéries, spirillum, kolpodes, etc. Le caractère commun de ces êtres est d'être aérobie ; leur fonction physiologique est de brûler au moyen de l'oxygène de l'air les matières organiques contenues dans le liquide de culture. Si maintenant on examine une goutte puisée à l'intérieur, on y trouve de nouveaux vibrions fort semblables à ceux des fermentations butyriques simples et produisant les mêmes phénomènes. Ces vibrions anaérobies vivent dans l'intérieur du liquide, protégés contre l'oxygène de l'air par la couche supérieure pleine d'êtres aérobies. Ils transforment les matières organiques en acide butyrique. Que l'on étale le liquide en couche mince, de manière à favoriser l'accès de l'air, les vibrions butyriques périront, et l'acide butyrique sera détruit, à son tour, par les vibrions aérobies de la surface, lesquels grâce à l'oxygène de l'air peuvent produire assez de chaleur pour cette combustion.

Que l'on abandonne maintenant à la putréfaction un morceau de chair, par exemple ; indépendamment des deux phénomènes précédents : transformation des matières organiques en acide butyrique par les vibrions butyriques anaérobies, — combustion des matières organiques et de l'acide butyrique lui-même par les vibrions aérobies de la surface, — il se produira un troisième phénomène, masqué souvent par les précédents, mais qu'il est possible d'isoler ; les cellules du morceau de chair continuent à vivre pendant quelque temps, les liquides qu'elles contiennent réagissent les uns sur les autres, et ainsi se produisent des modifications intérieures tout-à-fait indépendantes de celles occasionnées par les vibrions butyriques ou autres. — Que l'on protège, par exemple, par l'alcool, un morceau de viande contre l'invasion et le développement des vibrions, la chair s'altère cependant, se faisande, se gangrène sans que le microscope y révèle d'organismes spéciaux. Il se produit là quelque chose d'analogue à ce qui se produit dans les fruits incomplètement mûrs, dans lesquels toute vie ne cesse pas après qu'ils sont détachés de l'arbre, et où se produisent encore des réactions chimiques importantes.

Fermentation de la cellulose.

Parmi les substances dont ces singuliers organismes peuvent produire la fermentation, une des plus intéressantes est la cellulose. Mitscherlich, le premier, a annoncé en 1850 que la cellulose pouvait fermenter. M. Van Tieghem a fait une étude spéciale de cette fermentation (1). — Il a montré que le végétal qui produit cette fermentation appartient à une seule espèce; c'est le *Bacillus amylobacter*, — qu'il a prouvé plus tard être identique avec le vibrion butyrique de M. Pasteur.

Ce *Bacillus*, en effet, est anaérobie; il dissout la cellulose et la fait fermenter avec dégagement de gaz. Mais s'il détruit la cellulose, il respecte d'autres parties du végétal : la cuticule, les fibres ou cellules subérifiées ou lignifiées; il est également sans action sur les matières insolubles contenues dans les cellules : amidon, matières grasses, substances albuminoïdes. — C'est ce *Bacillus* et la fermentation qu'il engendre qui interviennent dans plusieurs industries, dans le rouissage du chanvre et dans les féculeries par exemple, pour détruire l'enveloppe de la cellule, tout en respectant les fibres libériennes et l'amidon. Toutefois, ce que le *Bacillus amylobacter* ne peut pas faire, d'autres organismes le feront et détruiront ces substances, si les germes de ces organismes viennent à y tomber et à trouver les conditions favorables à leur développement. — Remarquons encore que le *Bacillus* n'attaque la cellulose que s'il ne trouve pas d'autre substance plus facile à digérer ou détruire pour lui. Ainsi, des tranches de radis se conservent inaltérées dans une dissolution de glucose tant que tout le sucre n'a pas disparu. Ce *Bacillus* est le ferment le plus général de la nature; il fait fermenter, en effet, outre le sucre et la cellulose,

(1) *Comptes-rendus de l'Académie des Sciences*, tomes LXXXVIII et LXXXIX. (Séances des 3 février, 7 juillet, 29 décembre 1879.)

une multitude de substances organiques; et comme il résiste à des températures qui tuent la plupart des autres organismes, que la poussière de corpuscules à laquelle il donne naissance résiste et à la sècheresse et à l'action de l'air, il en résulte que cet organisme, identique, avons-nous dit, avec le vibrion butyrique et de la putréfaction proprement dite, est de ceux dont la destruction est la plus difficile, et qui se trouvent partout prêts à exercer leur action destructive. — C'est lui qui, dans les marécages de l'époque houillère, comme aujourd'hui, détruisait l'enveloppe des cellules, respectant seulement leur forme et leur couleur, préparant ainsi la substitution de la silice ou du calcaire à l'enveloppe de cellulose, c'est-à-dire la fossilisation; et ce n'est point là une simple hypothèse, — une extension aux temps géologiques des phénomènes observés actuellement. En examinant, en effet, des coupes faites dans le terrain houiller, M. Van Tieghem a trouvé dans l'intérieur des organes détruits, soit des filaments grêles divisés en articles, soit des bâtonnets renflés contenant souvent chacun une spore à l'extrémité, soit enfin d'innombrables spores libres, le tout identique au *Bacillus amylobacter*. — C'est donc par l'observation directe que M. Van-Tieghem peut affirmer (*loc. cit.*) qu'alors comme aujourd'hui le *Bacillus amylobacter* « était le grand destructeur » des organes végétaux, et que la fermentation butyrique qu'il » provoque dans la cellulose comme dans toutes les autres substances » dont il fait sa nourriture, se montrait l'un des phénomènes les » plus généraux de la nature organisée. »

Enfin, nous verrons plus tard, en étudiant les applications médicales de la théorie des fermentations, quelles analogies présentent avec les faits précédents les faits de putréfaction chez l'animal vivant étudiés par M. Chauveau, et les phénomènes de l'infection purulente étudiés par M. Pasteur.

M. Schützenberger, dans son livre sur les fermentations, n'admet pas le caractère anaérobie du ferment butyrique, vibrion ou bacillus; il nous semble, après avoir relu les expériences si nombreuses, si précises et si concordantes de M. Pasteur et de ses disciples, qu'il ne peut y avoir de doute à cet égard, et que c'est là un fait parfaitement établi. Nous ne voyons d'ailleurs aucune difficulté à admettre qu'un être soit organisé de telle sorte qu'il soit tué par l'oxygène libre, et qu'il ait besoin cependant d'oxygène pour vivre.

Fermentation ammoniacale

On sait depuis longtemps que des dissolutions naturelles d'urée, telles que l'urine, abandonnées au contact de l'air, deviennent alcalines et dégagent une odeur prononcée d'ammoniaque. M. Dumas a, le premier, attribué ce phénomène à une fermentation et donné l'équation exacte de la transformation de l'urée en carbonate d'ammoniaque, transformation qui se fait en fixant les éléments de deux molécules d'eau :

$$C^2H^4Az^2O^2 + 4\,HO = 2\,(AzH^4O,CO^2).$$

M. Dumas fait remarquer en outre que c'est sans doute par ce moyen que l'urée devient assimilable, et que l'azote éliminé par les animaux sous forme d'urée peut rentrer dans la circulation organique. M. Pasteur, ayant examiné au microscope le dépôt qui se forme dans une urine devenue alcaline, y reconnut la présence d'une petite torulacée en chapelet, et lui attribua la transformation de l'urée. — M. Van Tieghem a repris cette question et en a fait une étude complète (1). Il a constaté qu'une dissolution d'urée ou de l'urine restent inaltérées à l'abri du contact de l'air; que, toutes les fois que la transformation alcaline s'opère dans un liquide abandonné au contact de l'air, on y trouve la torulacée en chapelet signalée par M. Pasteur. Si, dans une dissolution naturelle d'urée, conservée

(1) *Comptes-rendus de l'Académie des sciences*, 25 janvier 1864. Thèse pour le Doctorat, Paris, 1864.

inaltérée à l'abri de l'air, on introduit un peu du dépôt blanc formé dans une fermentation en activité, la fermentation se déclare bientôt dans le liquide, la torulacée se développe et en même temps l'urée se transforme. Seulement, comme la petite plante a besoin d'aliments, si on la met dans une dissolution d'urée pure, son développement et la transformation parallèle de l'urée s'arrêtent bientôt. Ils reprennent l'un et l'autre, si on a soin d'ajouter à la solution d'urée, du sucre et des phosphates, ou encore de l'eau de levûre; alors la transformation ne s'arrête que lorsque toute l'urée a disparu. — Ces expériences établissent bien que la transformation de l'urée en carbonate d'ammoniaque est corrélative du développement de la petite torulacée en chapelet, découverte par M. Pasteur; cette torulacée se développant à l'abri de l'air, cette fermentation rentre dans le type général des fermentations, considérées comme une conséquence de la vie sans air.

On avait prétendu que la transformation de l'urée n'était qu'une conséquence, une suite de la fermentation alcoolique. On citait à l'appui ce fait, que, si dans une solution de sucre on ajoute de l'urée, on voit se dégager de l'acide carbonique, puis l'urée se transformer en carbonate d'ammoniaque. M. Van Tieghem a montré que, toutes les fois qu'il en est ainsi, on rencontre, à côté des globules de levûre, dans le dépôt rassemblé au fond des vases, la torulacée qui est le ferment caractéristique de l'urée. D'ailleurs ce fait est exceptionnel : la plupart du temps, si la fermentation alcoolique s'établit franchement, le développement de la levûre de bière et l'acidité du liquide empêchent le développement de la torulacée, et on retrouve l'urée inaltérée dans le liquide. Si, au contraire, c'est la torulacée qui prend le dessus, la fermentation alcoolique s'arrête dans le milieu devenu alcalin. — La fermentation ammoniacale n'est donc point une conséquence de la fermentation alcoolique, elle est directe au même titre que cette dernière; et si elle se produit en même temps qu'une autre fermentation, elle est toujours accompagnée du développement parallèle de son ferment spécial, appelé *Micrococcus ureæ* par M. Cohn.

La levûre n'est pas d'ailleurs le seul organisme qui puisse se développer dans un milieu contenant de l'urée, et y gêner le développement du ferment ammoniacal ; bien d'autres productions, le ferment lactique entre autres, sont dans ce cas, et cela explique les irrégularités et les insuccès des fermentations ammoniacales spontanées.

M. Musculus a montré depuis que l'urine pouvait se transformer en carbonate d'ammoniaque sous l'influence d'un ferment soluble qu'il a rapproché des diastases. — Mais MM. Pasteur et Joubert ont fait disparaître la contradiction entre ce travail et celui de M. Van Tieghem, en montrant que la production de ce ferment soluble est impossible sans la petite torulacée. — Celle-ci est donc bien indispensable à la fermentation de l'urée, seulement elle peut, soit la produire directement, soit par l'intermédiaire d'un ferment soluble sécrété par elle.

M. Van Tieghem a montré également que le dédoublement de l'acide hippurique, qui se trouve dans l'urine fraîche des animaux herbivores, est une véritable fermentation, corrélative du développement de la même torulacée que la fermentation de l'urée. L'acide hippurique se dédouble avec hydratation en acide benzoïque et glycocolle, conformément à la formule :

$$\underbrace{C^{18}H^{9}AzO^{6}}_{\text{ac. hippurique}} + 2\,HO = \underbrace{C^{14}H^{6}O^{4}}_{\text{ac. benzoïque}} + \underbrace{C^{4}H^{5}AzO^{4}}_{\text{glycocolle}}$$

Fermentation gallique.

Le tannin abandonné au contact de l'air se transforme peu à peu en acide gallique. Ce fait, établi par M. Pelouze, provient-il d'une simple oxydation du tannin, ou admet-il une autre cause ? M. Van Tieghem a démontré qu'il est toujours corrélatif du développement d'un organisme spécial, et qu'à ce titre, malgré les différences qu'il présente avec d'autres fermentations, ce phénomène doit être rangé parmi les fermentations. — M. Van Tieghem a montré en effet (1), que le tannin ne se transforme pas à l'abri de l'air, — qu'il ne se transforme pas davantage au seul contact de l'air; des solutions aqueuses de tannin ou de noix de galle, soumises au vide, puis saturées d'acide carbonique, et bouchées soigneusement, se conservent indéfiniment; — il en est de même si on laisse arriver au contact d'une dissolution stérilisée de tannin, de l'air débarrassé par filtration de tous ses germes. — Pour que le tannin se transforme, il faut et il suffit qu'un mycélium de mucédinée se développe dans sa dissolution. Il en est deux qui peuvent produire cet effet: le *Penicillium glaucum* et un *Aspergillus*, nommé par M. Van Tieghem *Aspergillus niger*. Si l'on sème les spores de l'une de ces moisissures dans une solution de tannin, elle y développe un mycélium abondant; en même temps il se forme des cristaux d'acide gallique et le tannin disparaît. Il y a en outre production de glucose. La formule de la transformation est suivante :

$$\underbrace{C^{54}H^{22}O^{34}}_{\text{tannin}} + 12\,HO = \underbrace{3\,(C^{14}H^{6}O^{10})}_{\text{ac. gallique}} + \underbrace{C^{12}H^{12}O^{12}}_{\text{glucose}}$$

Dans la pratique, la quantité de glucose obtenue est plus petite que ne l'indique la formule; une partie en effet sert de nourriture à la plante et est assimilée par elle. — Si, accidentellement ou volontairement, des globules de levûre sont introduits dans la dissolution, le glucose formé fermentera alcooliquement, et on aura un nouvel exemple de ces fermentations multiples qui compliquent tellement l'étude de ces phénomènes. Mais là comme toujours, chacune de ces fermentations sera accompagnée du développement de l'organisme qui lui est propre.

(1) *Comptes-rendus de l'Académie des Sciences*, 23 décembre 1867. *Annales des Sciences naturelles*, cinquième série, t. VIII. — 1868.

Si la dissolution de tannin est étalée en mince couche dans un vase largement ouvert, la moisissure se développe et fructifie à la surface; les phénomènes sont alors tout autres; le tannin est brûlé directement sans se transformer en acide gallique, et il ne se produit que de l'acide carbonique.

Cette transformation du tannin est bien une fermentation, puisqu'elle ne se produit que corrélativement au développement d'une moisissure. Toutefois, à la différence des ferments proprement dits, cette moisissure a besoin de l'oxygène de l'air pour vivre, elle n'est donc pas anaérobie. Remarquons cependant que cette moisissure cesse d'agir comme ferment quand l'oxygène de l'air est en excès. Il semble donc que ces moisissures soient à la fois anaérobies et aérobies, et que leur puissance comme ferment soit en raison inverse de la quantité d'oxygène libre consommée par elles. — M. Pasteur, nous l'avons vu à propos de la fermentation alcoolique, a fait absolument les mêmes remarques au sujet des levûres et autres moisissures qui peuvent provoquer la fermentation alcoolique, et dont la puissance fermentative augmente en raison inverse de la quantité d'oxygène libre mise à leur disposition.

Fermentations par oxydation.

Fermentation acétique. — Combustions lentes.

Les liquides alcooliques exposés à l'air aigrissent généralement, par suite de la formation d'acide acétique. Cette transformation de l'alcool en acide acétique est le résultat d'une simple oxydation, dont la formule suivante rend compte :

$$C^4H^6O^2 + 4\,O = C^4H^4O^4 + 2\,HO$$

Mais quel est le mécanisme de cette oxydation? Deux procédés sont employés depuis fort longtemps pour la fabrication du vinaigre; ils sont connus sous les noms de procédés d'Orléans et de procédé

Allemand. -- Sans entrer dans les détails bien connus de ces deux procédés, nous rappellerons seulement que dans le procédé d'Orléans on place les liquides alcooliques, le vin ou la bière, dans des tonneaux à moitié pleins et où l'air a un libre accès. L'agent prochain de l'acétification paraît être, dans ce cas, le voile épais nommé *mère du vinaigre,* qui se forme à la surface des liquides — Dans le procédé Allemand, on fait couler les liquides à acétifier dans des tonneaux aérés contenant des copeaux de hêtre. — Enfin, on sait d'autre part que, sous l'influence de corps poreux, comme la mousse de platine, l'alcool peut s'oxyder et se transformer d'abord en aldéhyde, puis en acide acétique. On a voulu attribuer d'après cela aux corps poreux l'oxydation de l'alcool, dans les deux procédés cités plus haut. Ces corps poreux eussent été d'ailleurs de nature étrangement différente : le voile mycodermique de mère du vinaigre dans le procédé d'Orléans, les copeaux de hêtre dans le procédé Allemand. — M. Pasteur a montré qu'il n'en était rien et que dans l'un et dans l'autre cas l'acétification se faisait de la même manière, par l'intermédiaire d'un petit organisme, formé d'articles étranglés, très-petits, souvent réunis en chapelet, qu'on a appelé *Mycoderma aceti.* — La présence de cet organisme est constante dans tout liquide alcoolique se transformant en vinaigre ; il suffit de le semer en quantité insignifiante, dans un liquide alcoolique, pour qu'il forme bientôt à la surface un voile continu, — et en même temps l'alcool s'oxyde et se transforme en acide acétique. — Ce petit mycoderme ne fait donc que prendre l'oxygène de l'air et le transmettre à l'alcool. Sa puissance oxydante ou comburante est considérable ; il peut, en effet, transformer en acide acétique une quantité très-grande d'alcool. Bien plus, quand il a achevé de brûler l'alcool, il brûle l'acide acétique et le transforme en eau et acide carbonique ; aussi les fabricants de vinaigre ont-ils soin que les vases où se forme le vinaigre contiennent toujours un petit excès d'alcool. Sans cette précaution on courrait risque de voir détruire le vinaigre formé pendant la première partie de l'opération. — Un autre danger est à craindre dans la fabrication du vinaigre, c'est l'invasion du liquide par un autre mycoderme à cellules beaucoup plus grosses et assez semblables à celles de la levûre de bière, le *Mycoderma vini*. Ce mycoderme constitue les fleurs de vin qui apparaissent dans les vases de vin en vidange ; sa fonction ressemble fort à celle du *Mycoderma aceti* ; comme lui, il transporte l'oxygène de l'air sur le liquide sous-jacent et le brûle. Seulement, dans ce cas, la combustion est tout de suite complète ; le terme intermédiaire, acide acétique, ne se produit pas, et il ne se forme que de l'eau et de l'acide carbonique. — Nous avons vu dans l'histoire de la fermentation alcoolique qu'il est possible de modifier les conditions d'existence de ce mycoderme et de le faire vivre, quelque temps du moins, à l'abri de l'air ; il agit alors comme un véritable ferment, empruntant l'oxygène dont il a besoin au liquide de culture, au sucre par exemple, et provoquant le dédoublement de celui-ci en alcool et acide carbonique.

L'étude des phénomènes de putréfaction nous a offert des phénomènes semblables à ceux de la fermentation acétique. Tandis, en effet, que les couches profondes du liquide contiennent une multitude de vibrions, êtres anaérobies, produisant la fermentation butyrique, à la surface pullulent des mycodermes, des bactéries, qui transportent l'oxygène de l'air sur les substances contenues dans le liquide et les brûlent lentement mais complètement. Les phénomènes de combustion lente sont donc de même nature que ceux de la fermentation acétique ; ils ont essentiellement pour agents des organismes aérobies des genres bactérie, mycoderma, monas, etc., qui ont pour rôle physiologique de porter l'oxygène de l'air sur les liquides de culture. Souvent cette oxydation est assez rapide pour que le dégagement de chaleur qui l'accompagne devienne sensible à la main et détermine une évaporation visible du liquide.

Ainsi, dans toute putréfaction, il y a au moins deux phénomènes distincts :

1° Une combustion lente ou fermentation par oxydation, opérée par les organismes aérobies de la surface;

2° Une fermentation proprement dite, fermentation butyrique, opérée par les vibrions anaérobies des couches profondes.

Nitrification ou Fermentation nitrique

Parmi les phénomènes chimiques naturels, il en est peu qui aient autant exercé la sagacité des chimistes que celui de la nitrification. — On sait combien est grande l'abondance des nitrates dans le sol; la végétation en consomme des quantités énormes incessamment renouvelées, et l'industrie emprunte tous les ans au sol des quantités plus grandes de ces mêmes nitrates pour la fabrication du salpêtre et de ses nombreux dérivés (acide nitrique, dynamite, coton-poudre, picrates, etc.). — Quelle est l'origine de ces nitrates? Il n'entre pas dans notre sujet d'exposer les recherches et les opinions émises sur cette question. On en trouvera d'ailleurs un résumé très-complet dans la leçon professée en 1861 par M. Cloëz devant la Société chimique de Paris. — Deux expériences principales ont été invoquées pour expliquer la production des nitrates: 1° l'expérience célèbre de Cavendish, consistant à combiner directement l'azote et l'oxygène sous l'influence de l'étincelle électrique en présence d'une base; 2° l'expérience de M. Kuhlmann, devenue classique aussi, dans laquelle il transforme rapidement l'ammoniaque ou acide azotique en faisant passer un courant d'oxygène et de gaz ammoniac sur de la mousse de platine chauffée. M. Cloëz, dans la leçon déjà citée, ne craint pas de dire que « la question ne présente plus pour » nous le moindre doute, elle est aujourd'hui complètement résolue, » et nos prévisions à ce sujet se trouvent heureusement réalisées. » — M. Dehérain, dans l'article «Nitrification» du Dictionnaire de chimie de Wurtz, est loin d'être aussi affirmatif. Il constate que la formation des nitrates est un phénomène essentiellement naturel, que l'art n'intervient que pour favoriser l'action de ces forces naturelles; mais que « jusqu'à présent il n'existe aucune méthode régulière de production artificielle des nitrates ». — C'est dire fort clairement qu'on ne connaît pas la cause de la nitrification. — M. Dehérain, contrairement à M. Cloëz, n'attribue à la combinaison directe de l'azote et de l'oxygène sous l'influence des étincelles électriques qu'un rôle tout-à-fait secondaire dans la production des nitrates du sol. L'origine, de beaucoup la principale, des nitrates est l'oxydation de l'ammoniaque; et après avoir rappelé l'expérience de Kuhlmann, M. Dehérain analyse avec un très grand soin les circonstances, encore bien obscures, qui favorisent la production du nitre dans certains villages de l'Inde et dans les nitrières artificielles : il attribue, dans cette formation, aux corps poreux, une influence considérable.

Des recherches récentes entreprises par MM. Schlœsing et Müntz, — recherches confirmées par des observations faites en Angleterre, — montrent que, dans la nitrification, comme dans l'acétification, le rôle des corps poreux est tout-à-fait secondaire, et qu'en réalité la nitrification est consécutive au développement d'un organisme vivant ; c'est par conséquent une véritable fermentation par ferment figuré, qu'avec MM. Schlœsing et Müntz, nous appellerons fermentation nitrique. Nous devons l'examiner avec quelques détails.

Les irrégularités que présente la production du nitre, soit dans les nitrières naturelles, soit dans les artificielles, montraient que l'on ne connaissait pas la véritable cause de cette production. — D'autre part, M. Pasteur avait dès 1861 appelé l'attention sur les fonctions des organismes *comburants*, en montrant que certaines substances rebelles à l'oxydation directe étaient au contraire rapidement oxydées par l'intermédiaire de certains organismes; et, pénétré de ces idées, il avait déclaré que l'étude de la nitrification était à refaire à ce point de vue. C'est dans ce but que MM. Schlæsing et Müntz entreprirent les expériences suivantes (1): un long tube de verre, de 1 mètre, fut rempli avec 5 kilogr. de sable quartzeux calciné au rouge, mêlé à 100 grammes de calcaire en poudre. Le tout fut arrosé régulièrement d'eau d'égout, de façon qu'elle mît 8 jours à descendre. Pendant 20 jours, le nitre ne se montra pas; puis il apparut, augmenta rapidement, et bientôt les eaux qui filtraient au bas du tube ne contenaient plus trace d'ammoniaque. — Quel est le sens de cette première expérience? Si la production du nitre est due à une simple oxydation, celui-ci devra paraître aussitôt dans les eaux qui coulent au bas du tube; si elle est le résultat du développement d'un ferment figuré, il faut laisser à cet organisme le temps d'être apporté par les eaux d'égout, de se développer et d'accomplir sa fonction oxydante. C'est précisément ce qui a lieu. Si on ajoute un peu de chloroforme dans le tube, toute trace de nitre ne tarde pas à disparaître; et il ne reparaîtra qu'après : 1° que tout le chloroforme aura disparu; 2° qu'un ensemencement nouveau sera venu remplacer les germes tués précédemment par le chloroforme. — On sait, en effet, que le chloroforme empêche l'action des ferments figurés et les tue même souvent, tandis qu'il n'arrête pas l'action purement chimique des ferments solubles.

Par de nouvelles expériences (2), MM. Schlæsing et Müntz prouvèrent que le chloroforme empêche la nitrification de la terre végétale la plus apte à nitrifier; que cette terre chauffée à 100°, puis exposée à un courant d'air filtré, ne nitrifie pas; qu'elle nitrifie de nouveau au contraire dès qu'on l'arrose avec un peu d'eau où on a délayé un gramme de terre végétale non chauffée. — Il en est de même avec de l'eau d'égout dont on arrose des billes de marbre ou de silice, et qui ne donne pas de nitre si l'eau a été

(1) *Comptes-rendus de l'Académie des sciences.* LXXXIV, 301
(2) *Comptes-rendus de l'Académie des sciences.* LXXXV, 1018.

chauffée à 100° ou si on met un peu de chloroforme dans l'atmosphère ; tandis que la nitrification se produit aussitôt, malgré l'absence du corps poreux, si on ne prend pas ces précautions. — D'autre part, si dans un flacon contenant de l'eau d'égout avec un peu de calcaire on fait passer pendant plusieurs semaines un courant d'air filtré sur de la glycérine, toute trace d'ammoniaque disparaît et est remplacée par des nitrates. L'expérience donne un résultat constamment négatif, si on a eu soin de chauffer l'eau d'égout avant d'y faire arriver le courant d'air. — La nitrification n'est donc pas le fait d'une simple oxydation, elle est corrélative des conditions d'existence d'un organisme vivant. Restait à isoler et à cultiver cet organisme.

Les deux savants que nous avons cités recherchèrent d'abord (1) si un certain nombre d'organismes inférieurs, connus pour effectuer avec énergie la combustion des matières organiques en y portant l'oxygène de l'air, pourraient opérer la nitrification : ils essayèrent ainsi : *Penicillium glaucum, Aspergillus niger, Mucor mucedo et racemosus, Mycoderma vini et aceti* ; ils sont arrivés à des résultats absolument négatifs ; ces organismes ne produisent pas la nitrification ; loin de là, ils transforment l'acide azotique mis à leur disposition d'abord en azote organique, puis même le dégagent ; et ainsi s'explique un fait anciennement constaté et resté inexpliqué : la déperdition produite dans les nitrières par le développement de ces moisissures.

Enfin, en appliquant (2) les méthodes de culture de M. Pasteur, MM. Schlœsing et Müntz ont obtenu le ferment nitrique. — On a des liqueurs parfaitement limpides et stériles, en employant de l'eau d'égout clarifiée, stérilisée par une température de 110° et conservée à l'abri des germes ; mais qu'on y mette une trace de terreau, qu'on favorise l'accès de l'air, il se forme aussitôt des

(1) *Comptes-rendus de l'Académie des sciences.* LXXXVI, 892.
(2) *Comptes-rendus de l'Académie des sciences,* 1879, 2e, S. 891.

nitrates et l'on aperçoit d'abondants corpuscules légèrement allongés, — analogues aux corpuscules brillants que M. Pasteur regarde comme des germes de bactéries. — En ensemençant avec le liquide d'autres liqueurs stériles, on provoque la production et de nitrates et du même organisme qu'on est donc en droit de regarder comme le *ferment nitrique* (1).

La température, comme on devait s'y attendre, joue un rôle considérable dans la nitrification ; nulle ou presque nulle au-dessous de 5°, elle devient appréciable à 12°, maximâ à 37°, puis diminue rapidement, et est nulle de nouveau après 55°. Il faut renouveler l'oxygène et faire intervenir l'humidité ; le ferment nitrique perd son activité par la sècheresse. — Une faible alcalinité est nécessaire, mais trop l'arrête ; une lumière trop vive l'arrête également. — Comme nous l'avons dit déjà, ces faits ont été vérifiés en Angleterre par M. Warrington, qui en a rendu compte à la Société chimique de Londres le 6 décembre 1877.

Fermentations diverses.

Formation des eaux sulfureuses.

Des recherches si intéressantes et si complètes de MM. Schlœsing et Müntz, il convient de rapprocher des recherches, malheureusement restées isolées, du moins à notre connaissance, sur la formation des eaux sulfureuses naturelles. — D'après ces recherches, dues à M. Plauchud (2), les eaux sulfureuses se formeraient, non par l'influence d'une matière organique, mais bien par

(1) M. Pasteur a exprimé récemment l'opinion (*Comptes-rendus de l'Académie des sciences,* 12 juillet 1880) que la nitrification ne serait pas le résultat de l'action d'un ferment spécial, « mais un effet physique » d'absorption et de transport d'oxygène sur les éléments de l'ammoniaque » par les germes innombrables de la terre, analogue à celui qui s'effectue » sous l'influence du *Mycoderma aceti* dans les liquides alcooliques en voie » d'acétification. »

(2) *Comptes-rendus de l'Académie des sciences*, LXXXIV, p. 235.

la réduction de divers sulfates consécutive à la vie d'organismes spéciaux; la sulfuration serait donc le résultat d'une vraie fermentation. — Une dissolution de sulfate de chaux, mise au contact de détritus organiques variés, ne donne aucune odeur sulfureuse; mais si on met un peu de sulfuraire (espèce de conferve qui se développe dans les eaux sulfureuses naturelles), le sulfate de chaux est bientôt réduit, et la dissolution répand l'odeur d'hydrogène sulfuré; il n'en est rien si on a pris soin de faire bouillir le ballon contenant le liquide soumis à l'expérience, de façon à tuer l'organisme végétal, auteur de la réduction du sulfate ; mais la réduction s'opère bien vite et l'odeur apparaît, si dans cette liqueur refroidie on sème un peu de sulfuraire. — Malheureusement ces expériences, fort nettes et fort précises d'ailleurs, n'ont porté que sur une seule source des environs de Forcalquier. et auraient besoin d'être confirmées par des expériences faites sur les nombreuses sources des Pyrénées et des Alpes pour pouvoir en tirer des conclusions certaines.

Il nous reste enfin à citer quelques fermentations moins importantes et moins connues, mais qui achèvent de montrer combien sont fréquentes dans la nature ces décompositions corrélatives de la vie d'organismes figurés, animaux ou végétaux.

Fermentation visqueuse ou mannitique. — Graisse des vins.

Le sucre interverti peut, sous l'influence d'un ferment spécial en très-petits globules, se transformer en gomme, mannite et acide carbonique. MM. Péligot et Pasteur ont étudié cette fermentation, nommée *fermentation visqueuse* ou *mannitique* des sucres. C'est sans doute à cette fermentation spéciale qu'est due la maladie des vins, connue sous le nom de *graisse des vins*.

Fermentation succinique.

On donne le nom de *fermentation succinique* à une altération spéciale que peuvent subir l'asparagine, l'acide malique, etc., altération qui a pour effet de transformer ces corps en acide succinique, acide acétique, acide carbonique et eau. Cette fermentation se produit sous l'influence d'un ferment organisé, encore incomplètement connu.

Fermentation mucique.

Il en est de même de la *fermentation mucique ;* sous l'influence d'un vibrion spécial, l'acide mucique se transforme en acide acétique, acide carbonique et hydrogène.

Un grand nombre de sels organiques peuvent aussi éprouver différentes décompositions sous l'influence de microbes d'espèces diverses.

Fermentation du tartrate de chaux.

Ainsi M. Pasteur a montré que le *Penicillium glaucum* décompose le paratartrate acide d'ammoniaque en ses tartrates droit et gauche constituants, pour détruire le sel droit et isoler le sel gauche. — Le tartrate de chaux peut également fermenter sous l'influence d'un vibrion, très-voisin du vibrion butyrique ; et là encore, par une propriété singulière et non expliquée, l'acide tartrique droit est bien plus facilement détruit que l'acide gauche.

Le lactate de chaux peut également fermenter sous l'influence d'un vibrion essentiellement anaérobie étudié par M. Pasteur.

Fermentation de l'acétate de magnésie.

M. Patrouillard a montré (1) qu'une dissolution d'acétate de magnésie placée dans un flacon largement ouvert donne bientôt un voile qui va s'épaississant, et d'où se détachent des granulations solides, et ainsi jusqu'à complète transformation de l'acétate de magnésie ; on a ainsi du carbonate et du formiate de magnésie, etc. — Peut-être est-ce là un phénomène de combustion opérée par les moisissures aérobies se développant à la surface du liquide.

Fermentation de l'acétate de chaux.

Nous avons constaté nous-même qu'une dissolution d'acétate de chaux abandonnée à l'air est bientôt envahie par des îlots d'une petite moisissure du genre *Dematium* ; en même temps, la dissolution primitivement limpide se trouble, et un dépôt blanc, qui paraît être du carbonate de chaux, se forme sur les parois du vase. La petite moisissure ne se développe que dans les points où les poussières atmosphériques ont pu pénétrer ; si l'air peut arriver, mais que la courbure des tubes empêche l'introduction des

(1) *Comptes-rendus de l'Académie des sciences,* 19 mars 1877.

germes, la dissolution reste parfaitement limpide. Nous avons ainsi des ballons Cloëz où l'air a un libre accès et où cependant une dissolution d'acétate de chaux se conserve inaltérée depuis deux ans et demi ; tandis qu'en quelques jours la petite moisissure se développe et amène l'altération du liquide dans un ballon à col droit par exemple, où les germes peuvent arriver en même temps que l'air. — L'oxygène est d'ailleurs nécessaire à la vie de la petite plante dont le développement s'arrête bientôt, et avec elle l'altération du liquide dans un flacon ne contenant au-dessus du liquide qu'une très-petite quantité d'air.

Rôle des germes contenus dans l'air.

On voit, par les exemples qui précèdent, combien sont fréquents dans la nature les phénomènes de fermentation. D'une part, le nombre des substances pouvant donner de la chaleur par leur décomposition, c'est-à-dire des substances fermentescibles, est considérable ; d'autre part, une multitude infinie d'organismes de tout genre flottent dans l'air, ou sont déposés sur tous les objets qui nous environnent. — Que ces organismes ou ferments rencontrent une substance fermentescible, c'est-à-dire un sol favorable, et ils se développeront, entraînant, corrélativement à leur vie, la fermentation qui leur est propre. — Une seule chose surprend, c'est que le nombre des destructions par fermentation ne soit pas plus grand. Mais plus d'une raison vient limiter ce nombre : tous les sols, c'est-à-dire toutes les substances ne sont pas également propres à ces organismes ; puis, dans ce monde des infiniment petits, comme dans celui des êtres plus élevés en organisation, s'établit une sorte de concurrence vitale ; les uns tuent les autres après avoir commencé à se développer simultanément ; et là est l'explication de tant d'anomalies, de tant d'échecs dans la marche des fermentations, même les plus connues. — Le nombre des applications des fermentations n'en est pas moins considérable ; il s'accroîtra encore certainement quand celles-ci seront mieux connues. Plusieurs grandes industries ne sont que des fermentations en grand ; nous avons dit le rôle considérable dans la nature du vibrion butyrique ou ***Bacillus amylobacter***, agent si universel de destruction, préparant le retour à la circulation vitale des substances organiques élaborées par les animaux et les végétaux ; il en est de même du ferment ammoniacal et du ferment nitrique. — Mais ces organismes sont souvent aussi des ennemis redoutables. M. Pasteur, dans des livres bien connus (1), a montré que la plupart des maladies des vins, des vinaigres, des bières sont dues à de véritables fermentations produites par des organismes de diverses sortes se développant dans ces liquides. Il a montré comment, — particulièrement en tuant ces organismes par une température suffisamment élevée, il était possible de prévenir ou de guérir ces maladies. M. Duclaux (2) a commencé à étendre ces applications à une industrie très-importante dans quelques départements montagneux du centre, à celle des fromages. Là aussi, des fermentations secondaires produites par des microbes divers peuvent altérer les fromages (3).

(1) Pasteur. *Études sur le vin, sur le vinaigre, sur la bière*. Paris, Masson et Gauthier-Villars.

(2) Duclaux, *Fabrication, maturation et maladies du fromage du Cantal*. Annales agronomiques, III, 3, 1877.

(3) Dans une importante et toute récente communication à l'Académie des Sciences, *sur les ferments des matières albuminoïdes* (2 nov. 1880), M. Duclaux signale l'importance exceptionnelle de ces ferments peu connus, qui « président aux migrations de l'azote. ». Leur nombre est considérable, mais leurs formes et leurs dimensions sont trop variables pour permettre de les caractériser ; on ne peut le faire que par leurs propriétés physiologiques : « leur nature aérobie ou anaérobie, les aliments qu'ils préfèrent et » dont ils se contentent, les transformations chimiques qu'ils amènent dans » le milieu où ils vivent, la température qui leur convient le mieux, » celle à laquelle ils périssent. » — M. Duclaux a isolé et cultivé un grand

Un grand nombre des dissolutions préparées par le pharmacien ou le chimiste, soit pour les usages du laboratoire, soit comme remèdes, sont merveilleusement aptes au développement des organismes inférieurs. Ils ne sauraient trop porter leur attention sur les moyens de prévenir ou de combattre l'invasion de ces germes. — Nous ne doutons pas, et nous nous permettrons d'insister sur ce point, que, par l'emploi judicieux de la chaleur, quand cela est possible, ou de vases de formes convenables, inspirés de ceux dont s'est servi M. Pasteur pour ses expériences, il ne soit possible de prévenir un grand nombre d'altérations spontanées, de réactifs, de remèdes, d'aliments.

Applications médicales.

Considérations générales.

Mais parmi les applications de la doctrine des fermentations de M. Pasteur, il n'en est certes pas de plus intéressantes que celles qui ont trait à l'étiologie des maladies contagieuses. — Le fait de l'existence d'un certain nombre de maladies transmissibles d'un malade aux personnes qui l'approchent est bien établi. Mais quelle est la cause de cette transmission? Il suffit de lire un ouvrage, même récent et des plus remarquables (1), sur ces questions, pour être frappé de l'incertitude complète qui règne sur ces causes. On trouve bien des classifications nombreuses : maladies miasmatiques, maladies virulentes; classification des miasmes : miasmes proprement dits, miasmes putrides, miasmes telluriques; — mais de définition précise du miasme ou du virus, il n'y en a pas trace. —

nombre de ces ferments. — Ils n'interviennent pas seulement dans les transformations qui s'opèrent hors de l'animal, ils agissent aussi à l'intérieur et contribuent à la digestion, avec les cellules de la muqueuse, soit par eux-mêmes, soit par les ferments solubles qu'ils sécrètent. — M. Duclaux annonce la publication d'un mémoire sur ce sujet.

(1) Colin, *Traité des maladies épidémiques*. Paris, Baillière, 1879.

La question n'était donc pas sortie du domaine de l'empirisme, et l'observation du docteur Davaine (en 1850) montrant la présence constante d'organismes figurés, bactéridies, dans le sang des animaux atteints du charbon, était restée isolée et sans conséquences, lorsque parut en 1862 le beau mémoire de M. Pasteur (1) sur la doctrine des générations spontanées.

Examen de la doctrine des générations spontanées.

M. Pasteur établit d'abord que les liquides les plus altérables, infusions végétales ou animales de toutes sortes, se conservent indéfiniment inaltérés, quand on a pris la double précaution de tuer les germes préexistants par une ébullition suffisamment prolongée, et d'empêcher l'accès des germes de l'air. Il montra combien sont nombreux, dans l'atmosphère, sur tous les objets qui nous entourent, les germes d'organismes n'attendant qu'un sol et des conditions favorables de température et d'humidité pour se développer, chacun suivant son espèce. Il apprit à filtrer l'air, à le débarrasser de ces poussières et à le rendre absolument infécond; il recueillit d'autre part ces germes, les sema dans des liquides appropriés, les cultiva, en obtint des récoltes abondantes et put suivre toutes les phases du développement de plusieurs de ces organismes. Les altérations des infusions de toutes sortes sont donc dues à l'introduction de germes extérieurs et non à une génération spontanée. Il y a plus : des liquides retirés directement de l'économie, le sang, le lait, l'urine, restent stériles et inaltérés, sans qu'il ait été besoin de les chauffer, tant qu'on les tient à l'abri de l'introduction des germes aériens (2). Il n'y a donc pas de générations spontanées, et on peut répéter avec M. Pasteur que cette doctrine est absolument condamnée par les faits.

(1) Pasteur, *Mémoire sur les corpuscules organisés qui existent dans l'atmosphère. Annales de Chimie et de Physique*, 3e série, t. LXIV.

(2) M. Gayon a montré (*Recherches sur les altérations spontanées des œufs*, 1875) que les œufs se conservaient inaltérés à l'abri des germes extérieurs.

Peu de temps après, de nouvelles recherches de M. Pasteur montrèrent que la putréfaction des matières organiques mortes était une véritable fermentation ; qu'elle ne pouvait se produire sans l'intervention d'organismes figurés, se développant dans la matière organique et entraînant parallèlement à leur développement la production de réactions chimiques diverses, et particulièrement de gaz fétides, si la matière organique contenait du soufre et du phosphore. Mais que l'on empêche l'accès et le développement de ces organismes, et il n'y a plus de putréfaction.

Ces faits excitèrent vivement l'attention, et plusieurs médecins en particulier crurent y trouver l'explication des phénomènes de contagion. Ils vinrent à penser que les maladies virulentes, contagieuses, pouvaient être dues au développement dans le corps d'organismes spéciaux, qui, parallèlement à leur vie continuée, entraînaient les désordres caractéristiques de la maladie. Dès-lors, les maladies virulentes et contagieuses seraient assimilées à de véritables fermentations ; et l'épidémicité ou la transmissibilité des maladies s'expliqueraient par le développement dans un sujet sain d'un germe de l'organisme propre à la maladie transmise. — Ces idées se répandirent particulièrement en Angleterre et en Amérique, et l'expression, employée pour la première fois, par William Farr, de *maladies zymotiques* (de ζυμόω, fermenter), prit une très-grande extension. Applications thérapeutiques.

Plusieurs médecins songèrent à appliquer ces idées : les uns, comme M. Davaine, et MM. Coze et Feltz, en France, s'appliquèrent à montrer l'existence constante de certains organismes spéciaux, dans le sang des malades atteints de certaines maladies ; d'autres, plus praticiens que physiologistes, songèrent à tirer parti de ces indications pour leur pratique journalière. On sait, par exemple, que, dans les salles d'hôpital occupées depuis quelque temps par des blessés, les opérations graves sont presque toujours suivies de mort, par suite de l'infection purulente qui envahit les parties blessées. Ces mêmes opérations, pratiquées dans des lieux n'ayant pas contenu de malades, à la campagne par exemple, sont fréquemment suivies de guérison : ces faits s'expliquent très-simplement, si l'on admet la présence dans l'air de germes qui, tombant sur une plaie, s'y développent et entraînent la septicémie ou l'infection purulente. Quand ces faits se seront répétés un certain nombre de fois dans une même salle, n'est-il pas évident que l'atmosphère de la salle, les objets et les personnes qui s'y trouvent seront infestées du redoutable organisme? Il sera presque impossible qu'un de ces germes ne tombe pas sur la plaie produite par une amputation et n'entraîne pas les redoutables conséquences de son développement. — Dès-lors, tous les efforts du chirurgien doivent tendre à préserver la plaie produite, de l'invasion possible de ces germes. C'est ce que fit le premier dès 1865, avec un éclatant succès, le docteur Lister (1), célèbre chirurgien d'Édimbourg, par sa méthode des pansements antiseptiques; c'est ce que fit un peu plus tard en France le docteur Alp. Guérin (2), par sa méthode des pansements ouatés, objet d'un rapport très-favorable à l'Académie des sciences de Paris. — Le docteur Lister, par l'emploi des antiseptiques, s'applique à tuer les germes; le docteur Guérin, par l'emploi de la ouate autour des plaies, n'y laisse arriver que de l'air filtré et débarrassé de ses germes (3). — Ainsi, les prévisions de la théorie se sont trouvées pleinement justifiées, — et bien des vies d'hommes ont été sauvées grâce aux travaux de M. Pasteur. — Certes, plus d'une théorie est admise sans autre

(1) Dr Lister, *Journaux de médecine et de chirurgie*, particulièrement *the Lancet*, de 1865 à 67.

(2) Dr Guérin, *Comptes-rendus de l'Académie des sciences*, 23 mars 1874 et 28 mai 1874, Rapport de M. Gosselin, décembre 1874.

(3) M. le Dr Ollier applique avec succès dans les hôpitaux de Lyon un mode de traitement des plaies, fondé sur les mêmes principes, — en maintenant celles-ci dans une atmosphère phéniquée.

preuve ; — cependant la science doit se montrer plus exigeante ; et pour admettre que certaines maladies sont bien dues comme les fermentations au développement d'un organisme spécial, il fallait pouvoir isoler cet organisme, le cultiver absolument pur de toute substance ou organisme étranger, et se rendre absolument maître de développer par son intermédiaire la maladie dont il était regardé comme la cause. C'est ce que M. Pasteur a fait récemment pour certaines affections, avec une rigueur qui ne laisse rien à désirer. Mais avant d'exposer ces beaux travaux, il convient de rappeler plusieurs travaux très-remarquables qui en ont été la préface.

Urines ammoniacales.

Nous avons indiqué, en énumérant les différentes sortes de fermentations, la fermentation ammoniacale. Dans cette fermentation, l'urée se transforme en carbonate d'ammoniaque, et cette transformation est toujours corrélative du développement de la petite torulacée en chapelet, signalée par M. Pasteur et si bien étudiée par M. Van Tieghem. Or, si les urines normales sont légèrement acides, les urines pathologiques peuvent être ammoniacales. — M. Pasteur a examiné un grand nombre de ces urines ammoniacales, il y a constamment trouvé la torulacée en chapelet. Mais comment peut-elle pénétrer dans la vessie et y déterminer la fermentation qui lui est propre? Parfois il est facile de saisir le mécanisme de l'introduction de la torulacée ; le Dr Traube, a publié en 1864, une observation qui ne laisse pas de doute à cet égard. Un malade souffrant depuis deux ans d'une affection vésicale, et non soumis dans cet intervalle au cathétérisme, rendait des urines claires et acides. On emploie la sonde et aussitôt l'urine se trouble ; on y constate des ferments ; six jours après l'urine était alcaline, et au bout de neuf jours un sédiment purulent venait témoigner de l'action irritante exercée sur la vessie par le carbonate d'ammoniaque provenant de la fermentation Dans ce cas, c'était la sonde qui avait introduit la torulacée. — Mais hors de toute opération, comment peut pénétrer la torulacée?

Rappelons les faits : l'observation montre constamment la torulacée dans les urines ammoniacales ; d'autre part, il n'existe aucun exemple de transformation de l'urée en carbonate d'ammoniaque sans développement de cette torulacée ; — sa création de toutes pièces, par génération spontanée, est contredite par l'expérience ; — enfin sa production, par la transformation de certains éléments histologiques, n'est établie par aucun fait positif. — Dans ces conditions, force est bien d'admettre que la torulacée vient de l'extérieur. — C'est ce qu'il est, au surplus, bien facile d'expliquer : qu'un écoulement lent et constant se produise par le canal de l'urèthre, que celui-ci contienne par conséquent de l'urine, que celle-ci soit faiblement acide, et la torulacée se développant de proche en proche depuis l'extrémité où l'air peut l'apporter, finira par atteindre l'intérieur même de la vessie. Elle ne s'y développera pas nécessairement, ainsi qu'il a été établi par des expériences directes de MM. Feltz et Ritter; mais que les conditions favorables à son développement soient réunies, et ce développement aura lieu, accompagné de la production de carbonate d'ammoniaque qui en est la conséquence. — Voilà donc un exemple d'un état pathologique accompagné du développement d'un organisme spécial et défini.

Pébrine. L'étude de la maladie qui sévit depuis plusieurs années sur les vers à soie, va nous fournir un exemple très-net d'une maladie dans laquelle sont bien précisées les conditions de contagion et d'hérédité.

Tout le monde sait que l'industrie de la sériciculture, si florissante dans le midi de la France et en Italie, fut frappée, il y a quelques années, et menacée d'être anéantie, par l'apparition d'une maladie redoutable et mystérieuse qui anéantissait en quelques jours les éducations les mieux soignées. — On ne tarda pas à reconnaître que le corps de tous les vers malades était infesté d'organismes d'une nature particulière, corpuscules arrondis, auxquels on donna le nom de *corpuscules brillants* ou *corpuscules de Cornalia*, du nom de l'un de ceux qui les ont le mieux étudiés. Mais comment la maladie se propageait-elle? Était-elle héréditaire, contagieuse, et était-il possible d'en arrêter le développement? — Toutes ces questions restaient sans réponse et pleines de mystères, car on citait des faits contradictoires en apparence, lorsque M. Pasteur vint s'installer en 1865 et 66 au centre des pays atteints et vint examiner sur place le développement de la maladie, bientôt nommée *maladie des corpuscules* ou *pébrine*, à cause de l'un des caractères extérieurs les plus fréquents de la maladie. — Rappelons d'abord les faits principaux résultant de l'observation et de l'expérience. Dans la plupart des chambrées, on voyait les vers succomber les uns après les autres, et aucun souvent n'arriver à faire son cocon; une chambrée avait-elle exceptionnellement réussi, on se procurait avec soin la graine de cette chambrée: or, presque toujours, les vers issus de cette graine ne tardaient pas à périr, les uns après les autres, malgré tous les soins apportés à l'éducation.

M. Pasteur constata d'abord que les vers issus de graines sans corpuscules et maintenus isolés ne renfermaient de corpuscules à aucun moment de leur existence, et parcouraient régulièrement toutes les phases de leur développement. — Les vers issus de graine corpusculeuse, même légèrement, ne tardaient pas au contraire à fourmiller de ces corpuscules et à périr ayant les organes littéralement dévorés par ces redoutables organismes. — Si on donnait à des vers sains un repas de feuilles ayant été mises au contact de vers malades ou de leurs excréments, si l'on injectait sous la peau d'un ver sain un peu de la substance d'un ver malade, le ver sain ne tardait pas à être envahi à son tour par les corpuscules. — La maladie était donc nettement contagieuse; elle est héréditaire aussi, car la graine issue de papillons corpusculeux l'est toujours elle-même, et jamais celle issue de papillons sains.

— Mais comment la graine issue d'éducation bien réussie peut-elle donner naissance à des vers bientôt envahis par la maladie et périssant avant la montée ? C'est que la maladie exige un certain temps pour son évolution complète, et pour amener la mort du ver. Que les vers d'une éducation soient donc contagionnés quelque temps après leur éclosion, — et c'est précisément quand les vers deviennent un peu gros, se touchent fréquemment et mangent davantage que cette contagion est plus facile, et il pourra très-bien arriver que ces vers arrivent à filer leur cocon avant que leur substance ait été envahie par les corpuscules au point de les faire périr. — Mais la graine issue de ces papillons sera corpusculeuse, les vers qui en proviendront le seront aussi et périront tous alors après 30 jours au plus, c'est-à-dire un peu avant l'époque de la montée. — Dès lors, toute graine provenant de papillons corpusculeux, si belle qu'ait été en apparence l'éducation qui l'a fournie, devra être rejetée impitoyablement. C'est là l'origine du procédé de grainage cellulaire et d'examen microscopique des papillons pondeurs indiqué par M. Pasteur pour se procurer de la graine saine et arriver à reconstituer les éducations. — Il est à remarquer, en effet, que les corpuscules répandus forcément en quantité innombrable dans les lieux où se font les éducations, périssent d'une année à l'autre ; — la maladie ne se transmet donc que par la graine corpusculeuse engendrant des vers corpusculeux contagionnant à leur tour leurs voisins ; si bien que la maladie n'est contagieuse que parce qu'elle est héréditaire, et que si l'on pouvait supprimer toute graine corpusculeuse, on supprimerait aussi la maladie. — Malheureusement, une autre maladie, celle de la flacherie, étudiée aussi par M. Pasteur, mais sur laquelle nous ne pouvons nous étendre ici, ajoute ses ravages à ceux désormais faciles à prévenir de la pébrine.

La pébrine nous a offert un exemple d'une maladie dans laquelle il a été possible de préciser avec rigueur le mécanisme en quelque sorte de l'hérédité et de la contagion ; mais c'est une maladie parasitaire, plutôt que vraiment zymotique ou fermentative, bien que ces dernières étant toujours corrélatives du développement d'un organisme figuré puissent aussi être appelées maladies parasitaires.

Venons à des affections d'une autre nature, et ayant pour siège ou l'homme ou des animaux supérieurs.

Putréfaction dans les animaux vivants.

M. Chauveau a fait une étude spéciale des humeurs virulentes qui se développent dans un grand nombre d'affections, et dont l'injection détermine toujours dans un animal sain le développement d'une affection semblable à celle qui a fourni la matière de l'injection. — Or, M. Chauveau a montré que dans ces humeurs il y avait toujours, outre une sérosité limpide, des particules figurées, solides par conséquent ; — il a prouvé, par des expériences nombreuses et irréfutables. que le sérum seul n'était pas virulent, tandis que les particules solides, même débarrassées de la presque totalité du sérum par une dilution considérable, conservaient toute leur virulence. — C'est ce qu'il a constaté particulièrement avec le pus provenant des abcès pulmonaires d'un cheval atteint de morve aiguë.

M. Chauveau est arrivé à des résultats d'une précision et d'un intérêt plus grand encore peut-être, dans ses opérations de putréfaction sur l'animal vivant, au moyen de l'opération de chirurgie vétérinaire connue sous le nom de bistournage (1). — Cette opération, pratiquée fréquemment chez les béliers, consiste dans la torsion ou encore la rupture sous-cutanée du cordon spermatique. On supprime ainsi complètement la circulation dans le testicule et on en détermine la mortification, tandis que les enveloppes extérieures recevant leurs vaisseaux d'une autre source restent parfaitements vivantes. — On a donc là, dans un animal vivant, mais à

(1) Chauveau, *Comptes-rendus de l'Académie des sciences*, t. LXXVI (1873) p. 1092.

l'abri du contact de l'air, un tissu organique mort. — L'expérience prouve que, dans ces conditions, il n'y a jamais putréfaction de ce tissu : il y a greffe partielle du testicule sur ses enveloppes et dégénérescence graisseuse des parties mortifiées, mais jamais de putréfaction. Or, on sait, d'après les expériences de M. Pasteur, que la putréfaction ne se produit jamais spontanément dans un organisme mort, qu'elle est toujours la conséquence du développement d'organismes et particulièrement de vibrioniens spéciaux. L'expérience citée confirme absolument ces vues. — Mais M. Chauveau est allé plus loin. Si la putréfaction est bien la conséquence du développement de certains vibrioniens, il sera possible d'amener la putréfaction sur l'animal vivant, en faisant arriver de ces vibrioniens dans l'organe avant de le mortifier. — A cet effet, M. Chauveau a injecté dans la jugulaire d'un bélier de la sérosité putride riche en vibrioniens et provenant d'un abcès putride provoqué expérimentalement. La quantité injectée était d'ailleurs insuffisante pour amener la mort. L'opération du bistournage n'est pratiquée qu'après que la circulation régulière du sang a amené des vibrioniens dans le testicule. L'opération indiquée les y emprisonne, et détermine toujours, et dans le testicule seulement, les phénomènes les plus nets de putréfaction, — tandis que dans les conditions ordinaires l'opération était toujours inoffensive.

Mais la putréfaction était-elle produite par la sérosité injectée ou par les vibrioniens ? M. Chauveau a répété l'expérience avec de la sérosité filtrée et débarrassée de tout vibrionien. L'injection de cette sérosité, suivie du bistournage, n'a jamais amené dans l'organe mortifié, ni phénomènes putrides, ni même simplement inflammatoires ; tandis que le bistournage, pratiqué à la suite d'une injection de sérosité non filtrée, amène toujours la gangrène, ayant pour point de départ le testicule mortifié que l'autopsie montre dans un état de putréfaction complet.

Enfin, en pratiquant l'opération du bistournage sur un même

sujet, d'un côté avant, de l'autre après l'injection de la sérosité putride, de façon qu'un seul des testicules contînt des vibrions, M. Chauveau a toujours vu ce testicule seul donner des signes de putréfaction. — Ainsi, l'état de fièvre produit par l'infection du milieu général est sans influence sur le résultat de l'expérience.

Ces expériences, qui ont la netteté d'une expérience de laboratoire, démontrent donc bien que dans un animal vivant, comme dans un vase de laboratoire, la putréfaction d'un tissu mort ne peut être produite que par le développement d'un organisme spécial, et qu'elle accompagne toujours ce développement.

Tous ces faits jettent déjà une vive lumière sur les phénomènes si obscurs et si mystérieux parfois de contagion de certaines maladies; nous ne pouvons nous empêcher d'emprunter à ce sujet au remarquable travail de M. Duclaux sur les fermentations, dans le Dictionnaire encyclopédique des Sciences médicales, un passage bien saisissant emprunté au rapport sur la pathologie de la contagion du Dr Burdon-Sanderson : « On demande souvent, dit-il, comment il peut se faire qu'une personne reste exposée chaque jour, » pendant plusieurs mois, à la contagion du typhus sans en souffrir, » et qu'elle en soit un jour atteinte sans avoir rien changé à ses » conditions d'existence et à celles du milieu dans lequel elle vit. » Si le contagium est gazeux, le fait est inexplicable; si on admet » qu'il est insoluble et figuré, la question de contagion médiate » devient, comme celle de contagion directe, une question de » chance. De même que, dans le cas des inoculations, l'effet de la » dilution se manifeste exclusivement par la proportion des insuccès sur le nombre total des piqûres; de même, dans un air » infecté, l'effet de la distribution du poison dans un grand volume » d'air se manifeste par la proportion du nombre de fois où un individu échappe à la contagion, au nombre de fois où il s'y expose. » Et de même que dans le premier cas, la dernière inoculation a » juste autant de chances que la première d'être féconde, de même

» dans le cas de contagion médiate on a juste autant de chances
» d'être atteint la dernière fois qu'on s'y expose que la première fois.
» Pour parler plus familièrement, un garde-train dont toutes les
» journées se ressemblent depuis dix ans, a autant de chances de
» rencontrer un accident aujourd'hui que le premier jour où il
» entrait en fonctions, parce que la coïncidence de circonstances qui
» produit l'accident est juste aussi probable un jour que l'autre.
» De même, une personne de réceptivité donnée, qui a vécu pen-
» dant un an dans une atmosphère infectée, court les mêmes chances
» d'être atteinte le dernier jour que le premier. » — Nous avons cité ce passage en entier, parce que venant d'une plume hautement autorisée, il montre bien quelle netteté apporte dans l'étude des phénomènes de contagion, l'application des idées de M. Pasteur sur le rôle de ces microbes qui nous entourent de toutes parts.

Toutefois, si vraisemblables et fécondes que fussent ces conséquences, il leur manquait encore le contrôle d'une expérience rigoureuse M. Pasteur l'apporta par ses études récentes, en collaboration avec M Joubert, sur les causes du développement de la maladie dite du charbon, ou sang de rate, ainsi que sur celles de l'infection purulente ou septicémie.

Charbon. M. Davaine avait constaté dès 1850 et confirmé par ses observations de 1863 la présence, dans le sang des animaux atteints du charbon, de petits corps filiformes ou bactéridies ; le Dr Koch démontra, dans un mémoire publié en 1876, que ces bactéridies peuvent passer à l'état de corpuscules brillants, après s'être reproduits par scission, puis se résorber, — absolument comme les vibrions, cause de la flacherie des vers à soie. Ces corpuscules, placés dans un liquide approprié, peuvent régénérer les petits corps filiformes ou bactéridies ; et le Dr Koch pense que ces corpuscules, comme ceux des vibrions de la flacherie, peuvent passer d'une année à l'autre sans périr, prêts à reproduire la redoutable bactéridie.

La question en était là quand M. Pasteur la reprit (1) : il avait montré que le sang d'un animal sain, recueilli à l'abri du contact de l'air, ne contenait aucun organisme étranger, ni bactéridie, ni vibrion, etc. En recueillant avec les mêmes précautions du sang d'un animal charbonneux, il trouva que le sang contenait toujours et exclusivement les petits corps filiformes ou bactéridies, reconnus par M. Davaine. — Une goutte de ce sang, introduite avec les précautions convenables dans un liquide approprié, préalablement stérilisé, — et l'urine neutre ou légèrement alcaline constitue un excellent liquide de culture, — y donne bientôt naissance à une multitude de bactéridies qui envahissent en peu de temps le liquide limpide et y produisent l'apparence d'un feutrage épais ; une goutte de ce liquide introduite dans un nouveau vase y produit les mêmes effets, et ainsi de suite. On comprend facilement qu'au bout de 10 cultures semblables dans des vases de 100 ou 200 cc, il ne reste rien d'appréciable de la goutte primitive de sang charbonneux. Cependant une goutte du liquide de la dernière culture, introduite sous la peau d'un lapin, d'une brebis, d'une vache, d'un cheval, est absolument aussi virulente et entraîne la mort aussi rapidement et avec des désordres aussi graves qu'une goutte de sang prise sur l'animal charbonneux lui-même. — Le sang de l'animal inoculé fourmille de bactéridies. — Il y a plus ; en filtrant à travers le plâtre, sous l'influence du vide, une culture quelconque, on peut arrêter complètement toutes les bactéridies et avoir un liquide parfaitement limpide. Or, on a pu injecter impunément jusqu'à 80 gouttes de ce liquide sous la peau d'un animal, et aucun désordre ne se produisait. Comment nier, après ces expériences, que la bactéridie soit l'unique cause de la maladie du charbon, et ne pas conclure, avec M. Pasteur, que *le charbon est la maladie de la bactéridie*, comme la trichinose est la maladie de la

(1) *Comptes-rendus de l'Académie des Sciences*, 16 juillet 1877.

trichine, la gale la maladie de l'acarus? Seulement il faut un microscope et un fort grossissement pour reconnaître la bactéridie.

Cette bactéridie montre au bout de quelque temps, dans son intérieur, des espèces de kystes ou corpuscules brillants ; tandis que le filament se résorbe, ces corpuscules se précipitent, ainsi que l'ont observé MM. Pasteur et Joubert, au fond des vases de culture. Alors que toutes les bactéridies sont mortes, ces corpuscules peuvent la reproduire dans un nouveau liquide ou dans le sang d'un animal où l'on viendra à les injecter. — L'alcool et l'oxygène comprimé tuent la bactéridie ; ils sont sans action sur les corpuscules. — Si donc on place un liquide plein de bactéridies, mais de bactéridies contenant déjà des corpuscules, dans de l'oxygène comprimé, comme l'a fait M. Paul Bert, les bactéridies périront, et cependant le liquide conservera sa virulence, grâce aux corpuscules germes : c'est ce qui avait fait croire que, dans certains cas, un liquide sans bactéridies pouvait donner le charbon, et que, par suite, celui-ci était dû à un virus liquide et non à des organismes figurés. L'étude des propriétés de la bactéridie a permis à M. Pasteur de donner l'interprétation véritable de ce fait.

La bactéridie est un être essentiellement aérobie ; il lui faut de l'oxygène pour vivre et elle dégage de l'acide carbonique. C'est précisément parce qu'introduite dans le sang, elle consomme l'oxygène nécessaire aux globules sanguins, que la mort survient. Mais il peut arriver telles conditions où d'autres organismes, encore plus avides d'oxygène, empêcheront la bactéridie de se développer. Il s'établira alors entre ces organismes inférieurs une sorte de lutte pour la vie. — Ces faits sont prouvés par les curieuses expériences qui suivent : si dans une culture de bactéridie charbonneuse pure, on vient à semer en même temps d'autres bactéries communes très-avides d'oxygène, la bactéridie charbonneuse, vaincue dans cette lutte pour la vie, se développe mal et périt bientôt. Bien plus, si on injecte sur la peau d'un animal des bactéridies charbonneuses, mais qu'on y introduise aussi des bactéridies communes, l'animal ne périra pas du charbon. — Cette propriété a conduit M. Pasteur à l'explication d'un autre fait des plus remarquables : l'immunité de certains animaux, les oiseaux, par exemple, vis-à-vis du charbon. Si on injecte un liquide chargé de bactéridies charbonneuses dans la jugulaire d'une poule, celle-ci, après un malaise passager, se rétablit promptement, et l'étude microscopique ne montre pas la bactéridie dans son sang. Or, les oiseaux ont une température normalement plus élevée que celle des mammifères; elle atteint 42°. C'est le signe d'une vie plus active des globules sanguins; dans la lutte pour l'existence, — et pour l'oxygène, — qui s'établit entre ceux-ci et les bactéridies, ces dernières sont vaincues et périssent bientôt. — Et voici une singulière confirmation de ce fait : si on abaisse artificiellement, en plongeant la partie inférieure du corps dans l'eau, la température d'une poule, elle devient parfaitement apte à prendre le charbon ; elle guérit si on vient à élever sa température, à moins toutefois que l'invasion de la bactéridie soit trop avancée.

Dans de nouvelles recherches (1), M. Pasteur a cherché à déterminer les conditions de l'apparition spontanée du charbon chez les animaux, et les causes du caractère endémique qu'il présente dans certaines contrées, dans la Beauce, par exemple. Il a constaté la présence des corpuscules-germes de la bactéridie charbonneuse dans les champs ou prairies dans lesquels avaient été enfouis des animaux morts du charbon. Que d'autres animaux viennent paître dans ces champs, et le redoutable microbe pourra pénétrer dans l'organisme par les lésions accidentelles que certaines substances, comme des plantes munies de poils piquants, pourront

(1) *Comptes-rendus de l'Académie des sciences 1880.* 2ᵉ Sem. p. 86 et 455.

produire dans la muqueuse intestinale. L'observation et l'expérience ont montré, en effet, que dans ces conditions les animaux sont fort exposés à prendre le charbon, et l'autopsie a révélé chez eux des lésions qui ne laissent aucun doute sur la voie par laquelle le redoutable organisme s'est introduit dans le corps. — M. Pasteur a poussé ces investigations plus loin, et il a montré que c'était très-vraisemblablement les vers de terre qui rapportaient à la surface la terre infestée de corpuscules, qui sans cela fût restée enfouie et n'eût pas permis la dissémination superficielle des germes du bacillus. L'examen miscroscopique révèle, en effet, dans la terre que contient le tube digestif de ces vers, la présence des corpuscules en question. M. Pasteur résume en ces termes ce mécanisme si simple : « Un animal charbonneux est enfoui ; le parasite, cause « de la maladie, et dont le sang est rempli, se cultive dans la terre « qui entoure le cadavre ; il s'y réduit à l'état de germes. Ceux-ci « seraient inoffensifs s'ils restaient à l'intérieur de la terre, mais « les vers les ramènent des profondeurs à la surface. Alors les « pluies et les travaux de la culture les répandent sur les plantes, « ou les eaux les entraînent dans les ruisseaux quand les circon- « stances s'y prêtent. Ensuite ces germes du mal pénètrent dans le « corps des animaux et y développent le parasite infectieux. » Une observation récente de M. Poincaré, de Nancy (1), apporte à ces vues une vérification expérimentale remarquable (2).

M. Chauveau (3) a montré que les moutons d'Afrique jouissaient de la singulière propriété d'être réfractaires au charbon. L'inocula-

(1) *Comptes-rendus de l'Académie des sciences*, 19 juillet 1880.

(2) M. Pasteur a lu tout récemment à l'Académie des Sciences (2 nov. 1880) une note écrite en 1865 par M. le baron de Seebach ; cette note qui décrit les circonstances de l'explosion, du développement et de la fin d'une épidémie de charbon sur ses troupeaux de Saxe, est une saisissante confirmation des vues de M. Pasteur sur l'étiologie de cette affection.

(3) Chauveau, *Comptes-rendus de l'Académie des sciences*, 14 juin et 5 juillet 1830.

tion de bactéridies de culture, ou de quelques gouttes d'un sang charbonneux, n'amène chez eux que des désordres passagers et sans gravité. — Mais voici un fait nouveau et important, cette immunité est considérablement accrue par des inoculations préventives (1). Il en est de même pour les animaux français qui, ainsi que cela se voit parfois, ne périssent pas à la suite d'une première inoculation. Une seconde inoculation n'amènera chez eux que des désordres absolument passagers, ou pourra même ne produire aucun effet. Il y a plus : qu'on inocule ainsi préventivement une brebis pleine, et les agneaux qui en naîtront seront absolument réfractaires au charbon. — D'autre part, M. Toussaint (2) a indiqué un procédé de vaccination du mouton et du chien : ce procédé consiste à inoculer ces animaux avec du sang charbonneux, préalablement défibriné et débarrassé de ses bactéridies par la chaleur (55° pendant dix minutes). Les animaux ainsi inoculés paraissent jouir d'une immunité remarquable vis-à-vis du charbon. — Enfin, M. Pasteur a constaté également par des expériences nombreuses le fait de la non-récidive de l'affection charbonneuse; il a constaté le même résultat pour une autre maladie dont nous aurons à dire quelques mots, le choléra des poules. Là aussi les animaux qui n'ont pas succombé à une première inoculation, se montrent réfractaires à une seconde. Pour M. Pasteur, les faits d'immunité relative à la suite d'une première inoculation, constatés par M. Chauveau, — aussi bien que les faits de non-récidive constatés par lui-même pour le charbon et le choléra des poules, s'expliqueraient par la stérilité (3) qu'amènent plus ou moins à leur suite, dans un même milieu,

(1) Chauveau. *Comptes-rendus de l'Académie des sciences*, 18 juillet 1880.

(2) Toussaint, *Comptes-rendus de l'Académie des sciences*, 2 août 1880. — Bouley, *id.*, *ibid.*, 6 septembre 1880.

(3) Pasteur, *Comptes-rendus de l'Académie des sciences*, 3 mai, 9 août, 27 septembre 1880.

une ou plusieurs cultures successives d'un organisme microscopique. Cette stérilité ne tarde pas à se manifester dans les milieux artificiels auxquels on ne rend pas les éléments nécessaires à la nutrition des microbes. Or l'organisme, cela résulte de tous les faits précédents, est un véritable « milieu de culture qui, par une » première atteinte du mal, perdrait, sous l'influence de la culture » du parasite, des principes que la vie n'y ramènerait pas ou n'y » ramènerait qu'après un certain temps. » Le succès de la méthode de vaccine de M. Toussaint ne tiendrait-il pas à l'introduction dans le sang, d'un milieu rendu stérile, ou peut-être nuisible pour le microbe, par une précédente culture ?

Ces vues, si, en l'absence de preuves directes, elles ne peuvent encore être regardées comme démontrées, ont du moins l'avantage d'être très-satisfaisantes pour l'esprit, et elles jetteraient une singulière lumière sur les faits très-analogues de non-récidive d'un grand nombre d'affections virulentes qui attaquent l'homme.

Nous nous sommes étendu longuement sur l'infection charbonneuse, parce qu'il est peu d'exemple d'une étude aussi complète et de toutes les conséquences importantes déduites de ce fait fondamental que le charbon est dû au développement d'un parasite spécial, le *Bacillus anthracis*.

Nous allons voir que ce n'est pas la seule maladie qu'on ait pu rattacher nettement, par une relation d'effet à cause, à la présence d'un microbe spécial. Il en est de même pour la septicémie. MM. Pasteur et Joubert ont, dans un nouveau mémoire, montré que celle-ci était due à la présence d'un vibrion particulier, le vibrion septique.

Septicémie. Pour établir qu'une maladie est due à un parasite déterminé, il faut, après des cultures multipliées du parasite pur dans un liquide approprié, montrer qu'une goutte de la dernière culture est aussi efficace qu'une goutte du liquide primitif. C'est ce que MM. Pasteur et Joubert ont fait pour la bactéridie charbonneuse ;

c'est ce qu'ils ont fait également pour le vibrion septique; seulement leurs premiers essais de culture furent tous infructueux. Ils eurent beau employer les liquides les plus variés; ils voyaient toujours au bout de peu de temps les vibrions périr et se transformer en fines granulations amorphes impropres à toute culture et à toute communication de maladie. Quelle était la cause de ce fait? C'est que, tandis que la bactéridie charbonneuse est essentiellement aérobie, le vibrion septique, au contraire, est anaérobie. L'oxygène le tue, tandis que les cultures dans le vide ou dans l'acide carbonique réussirent parfaitement.

Mais alors, comment la septicémie peut-elle se propager par des germes aériens? Si on observe avec soin les vibrions d'une culture dans le vide ou l'acide carbonique, on y voit apparaître des corpuscules brillants ou corpuscules germes, absolument distincts des granulations amorphes dont nous avons parlé. Or, ces corpuscules germes résistent parfaitement à l'action de l'air. Qu'alors un liquide septique forme une épaisseur appréciable, et voici ce qu'on verra : tandis que les vibrions des couches superficielles sont tués par l'oxygène, ceux des couches plus profondes où l'oxygène n'arrive pas se changent en corpuscules brillants ou corpuscules germes, prêts, malgré l'action de l'air, pour l'ensemencement et la propagation de la maladie.

Choléra des poules.

Il est une autre maladie, appelée le choléra des poules, qui dépeuple parfois les basses-cours. M. Pasteur (1) a constaté dans toutes les poules atteintes de cette maladie la présence d'un microbe en granulations légèrement allongées, mais distinctes toutefois des vibrions. Il a pu cultiver ce microbe, à l'état de pureté, non dans l'eau de levûre où il ne saurait vivre, mais dans du bouillon de muscles de poule, neutralisé par la potasse et stérilisé par une température suffisamment élevée (110° à 115°). — Le

(1) *Comptes-rendus de l'Académie des sciences*, 1880, 9 fév. 26 avril. 3 mai.

microbe cultivé ainsi se montrait aussi promptement mortel que celui provenant directement du sang d'une poule morte du choléra des poules. Il est également mortel pour les lapins; il ne l'est pas pour les cobayes qui jouissent à son égard d'une immunité comparable à celle des moutons d'Algérie pour la bactéridie charbonneuse. C'est en étudiant les conditions de développement de cet organisme, que M. Pasteur a constaté les faits de non-récidive et de vaccine par les inoculations préventives de liquide virulent, qui l'ont amené à formuler les idées indiquées plus haut sur la cause de la non-récidive des maladies virulentes.

Dans de nouvelles recherches sur les causes de l'atténuation du virus du choléra des poules (1), M. Pasteur a montré que l'atténuation n'a lieu que dans les cultures à l'air libre; le virus conserve toute sa virulence dans des tubes fermés ne contenant qu'une quantité d'air limitée. C'est donc l'oxygène de l'air qui affaiblit et éteint la virulence. — N'y a-t-il pas lieu de rapprocher ces faits de ceux cités plus haut et dans lesquels nous avons vu la puissance fermentative de plusieurs végétaux à la fois aérobies et anaérobies (*Mycoderma*, *Aspergillus*, etc.) diminuer quand on cultivait ces moisissures au libre contact de l'air? — Ne serait-ce pas également dans cette action de l'oxygène qu'il faudrait chercher la raison de l'atténuation et de la fin spontanée de mainte épidémie? On sait que le Dr Bœckel a signalé l'absence d'ozone dans l'air pendant les épidémies cholériques.

Voilà donc trois affections pour lesquelles il est établi nettement, par la méthode des cultures successives, qu'elles sont dues au développement d'un organisme spécial, parfaitement déterminé pour chacune d'elles. Il nous reste, pour terminer ce sujet, à indiquer quelques maladies pour lesquelles la preuve par cultures successives n'a pu être fournie; mais où il ne semble guère cependant qu'on puisse douter du caractère parasitaire de la maladie.

(1) *Comptes-rendus de l'Académie des Sciences*, 26 oct. 1880.

Fièvre récurrente.

Cette maladie est nettement contagieuse. « Sa transmissibilité », dit Colin (1), « s'exerce par tous les modes de contamination directs ou » indirects, et a été démontrée sur des théâtres de toute dimension; » suivi de lit en lit à Saint-Pétersbourg par Heyfelder, de maison » en maison à Breslau, le contage l'a été de continent à continent, » spécialement dans l'atteinte de l'île de la Réunion par un navire » contaminé arrivant de Calcutta. » Mais que faut-il entendre par ce mot « contage », substance ou cause absolument indéterminée? — En 1868, dans une épidémie de fièvre récurrente à Berlin, Obermeier avait observé dans le sang des malades l'existence d'un parasite. Il en a repris l'étude en 1872. Ce parasite est un filament spiroïde flexible, dont la longueur peut aller jusqu'à 26 fois le diamètre d'un globule du sang. Il est remarquable par sa flexibilité, ses mouvements courbes et onduleux. Ces caractères permettent de le déterminer avec plus de netteté qu'aucun organisme: c'est un *Spirochœte*, nommé par M. Cohn, *Spirochœte Obermeieri*; on n'a pu encore le cultiver plus de quelques heures en dehors de l'organisme. — Nous savons déjà quelles difficultés a trouvées M. Pasteur dans le choix d'un liquide de culture convenable pour la bactéridie charbonneuse, ou le microbe du choléra des poules. — Mais si l'on n'a pu encore trouver un bon liquide de culture pour ce Spirochœte, on est assuré, par sa spécificité même si nette, de la corrélation constante de sa présence dans le sang avec les accès de la fièvre récurrente; car, chose remarquable, il disparait pendant les périodes de rémission pour reparaître pendant les accès; dès que la convalescence survient, on ne le retrouve plus. — Cette anomalie singulière disparait si l'on se reporte aux travaux du D Koch et de M. Van Tieghem. Le Dr Koch a montré, avons-nous dit, que les *Bacillus*, comme la bactéridie charbonneuse ou *Bacillus anthracis*, pouvaient se reproduire par des cor-

(1) Colin, *Traité des maladies épidémiques*. Paris, Baillère. 1879. p. 805.

puscules-germes ou spores. M. Van Tieghem a montré l'existence de spores dans les *Spirillum* (1), genre très voisin des *Spirochœte*. Il est donc fort probable que le *Spirochœte* de la fièvre récurrente a aussi des spores qui exigent un certain temps pour se développer. Dès-lors les anomalies citées plus haut trouvent une explication facile. « Introduite au début dans le sang », dit M. Van Tieghem (*loc. cit.*), « la plante y pullule et l'épuise, ce qui dure » de 6 à 7 jours : c'est le premier accès. Après quoi, elle fait ses » spores et disparaît : il y a rémission. Pendant ce temps, le sang » répare ses pertes et après 8 jours, durée de la rémission, il se » retrouve sensiblement dans les conditions initiales. Les spores y » germent alors, la plante y pullule de nouveau et l'épuise encore » mais plus vite que la première fois : c'est le second accès qui ne » dure en effet que 5 jours. Puis elle fait de nouveau des spores » et disparaît : c'est la seconde rémission, pendant laquelle le sang » exigera, pour se réparer, plus de temps que la première fois et » qui dure, en effet, 9 jours. »

Il paraît difficile, bien que la preuve par cultures-directes et répétées n'ait pu être fournie, de ne pas admettre que la fièvre récurrente est la maladie du spirochœte, comme le charbon est celle de la bactéridie, et la septicémie celle du vibrion. Le mot si vague de « contage », employé par Colin, prend dès-lors une signification précise, et la transmissibilité si nette de la maladie s'explique facilement.

Erysipèle et diphthérie.

Il paraît très-probable également que l'érysipèle et la diphthérie sont corrélatives du développement d'un micrococcus spécial, découvert pour l'érysipèle par Hueter et Orth, pour la diphthérie par Œrtel. Toutefois la preuve est moins avancée encore que pour la fièvre récurrente ; nous n'y insisterons pas davantage ; et nous passerons de suite à deux autres affections étudiées par plusieurs

(1) Van Tieghem, *Développement du Spirillum amyliferum. Bulletin de la Société botanique*, 28 fév. 1879.

auteurs, et en particulier par M. Pasteur (1) : les furoncles et la fièvre puerpérale.

Furoncles.

En examinant le sang ou les liquides puisés près d'un furoncle, M. Pasteur y a observé la présence constante d'un organisme particulier, en petits points sphériques réunis par couples de deux grains ou formant des amas. Il a pu cultiver cet organisme à l'état de pureté dans des liquides convenables, particulièrement le bouillon de levûre ou le bouillon de muscles de poule. En inoculant ces liquides de culture sous la peau d'un lapin ou d'un cobaye, on fait naître des abcès peu volumineux et promptement guéris; — le parasite, constant dans le sang pendant la durée de l'abcès, disparaît à la guérison. M. Pasteur rappelle à ce sujet, que « les parasites » aérobies ont quelque peine à se cultiver dans le sang, tant que » les globules de celui-ci sont en bon état physiologique. J'ai tou- » jours pensé, ajoute-t-il, que cette circonstance s'expliquait par » une sorte de lutte entre l'affinité pour l'oxygène des globules du » sang et celle qui est propre au parasite dans ses cultures. Tant » que les globules du sang l'emportent, c'est-à-dire s'emparent de » tout l'oxygène, la vie et la multiplication du parasite deviennent » très-difficiles ou impossibles. Il est alors facilement éliminé ou » digéré, si l'on peut dire ainsi. »

Cette remarque est très-importante; elle rend compte de l'influence considérable exercée par la réceptivité des individus sur la propagation de certaines épidémies. Cette influence de la réceptivité des sujets, l'absence du caractère fatal de la contagion, ont été souvent invoquées contre la théorie parasitaire ou zymotique : rien de plus facile à expliquer cependant; d'abord, si la théorie des germes est vraie, la contagion auprès d'un malade ou dans une épidémie n'est pas plus fatale que la mort dans un combat. Les germes, comme les balles, peuvent atteindre ou épargner.

(1) *Comptes-rendus de l'Académie des sciences,* 3 mai 1880.

— Mais, en outre, en admettant que le germe tombe, il va se trouver en présence des organismes normaux du sang qui se défendront en quelque sorte, et il pourra arriver alors, il arrive heureusement fréquemment que, dans cette lutte, le globule sanguin l'emporte et que le germe nuisible périt ou disparaît avant d'avoir pu se développer, n'amenant souvent que des désordres insignifiants. On dit alors que la constitution de la personne l'a préservée ou guérie : les idées de M. Pasteur donnent à cette expression un sens précis (1).

Fièvre puerpérale.

Terminons enfin par quelques mots sur la fièvre puerpérale. On sait combien l'affection ou les affections désignées sous ce nom sont fréquentes dans les Maternités, et rares dans la pratique des villes, plus encore dans les campagnes. Leur caractère contagieux paraît universellement admis ; et M. Colin (2) signale des faits nombreux de contagion, et particulièrement le fait bien constaté de la contagion par le doigt de l'accoucheur, emportant le contage, c'est-à-dire le germe avec lui de la Maternité dans ses visites en ville. — Un simple flambage de la main ou un lavage à l'eau phéniquée eussent prévenu cette contagion si redoutable ; l'on s'explique, en présence de pareils faits, l'insistance de M. Pasteur à recommander la purification, c'est-à-dire la destruction de tout germe par flambage ou par l'emploi des antiseptiques. — Or, M. Pasteur a examiné au microscope le sang et les liquides provenant de femmes atteintes de fièvre puerpérale, il y a reconnu la présence d'un organisme spécifique qu'il a pu cultiver dans un de ses liquides ordinaires. Dans l'une de ces expériences, les liquides de culture étant restés constamment stériles, M. Pasteur en conclut que la femme d'où provenaient les liquides ensemencés n'était pas atteinte de fièvre puerpérale et guérirait ; l'expérience lui a donné raison. — Il paraît difficile,

(1) M. Trastour a publié récemment (*Acad. des Sc.* 15 nov. 1880) une observation intéressante sur la contagion du furoncle.

(2) Colin, *Traité des maladies épidémiques*, p. 659. — Depaul, *Bulletin de l'Académie de médecine*, *1858*, p. 388.

en rapprochant ces faits de ceux cités plus haut de contagion directe par une voie connue, de mettre en doute le caractère zymotique de la fièvre puerpérale.

Fièvre typhoïde.

Des expériences du docteur Feltz (1) tendent à montrer également qu'il y a pendant la vie un ferment figuré dans le sang typhoïde humain ; et c'est l'opinion de beaucoup d'auteurs que cette redoutable maladie est due au développement d'un organisme figuré. Les observations et les expériences ne sont cependant pas assez concluantes pour qu'on puisse considérer cette opinion autrement que comme une hypothèse très-probable.

Dans bien d'autres maladies encore (variole, scarlatine, rougeole, fièvre intermittente, etc.), des éléments figurés ont été observés dans le sang, qui ne s'y trouvent pas à l'état de santé. Toutefois, pour pouvoir en conclure que la maladie est due à ce microbe, il faut : 1° établir la corrélation constante existant entre le développement de la maladie et celui du microbe ; — 2° cultiver le microbe un grand nombre de fois en dehors de l'organisme et montrer : *a*) que le microbe se reproduit indéfiniment semblable à lui-même : *b*) qu'il conserve toute son efficacité pour développer chez les animaux chez lesquels il est inoculé, la maladie qui lui est attribuée.

Conclusions.

Nous bornerons là cette revue. Les faits que nous avons cités sont assez nombreux pour montrer que la théorie des fermentations en général, et en particulier celle des maladies fermentatives, est assise sur des preuves certaines. S'il est imprudent de l'étendre outre mesure et de vouloir tout expliquer en quelque sorte par le déve-

(1) *Comptes-rendus de l'Académie des sciences.* 31 décembre 1877.

loppement des ferments figurés, il l'est plus encore, il est absolument contraire aux faits, d'en nier la réalité dans un grand nombre de cas. — M. Pasteur (1), comme M. Duclaux, comme M. Van Tieghem, etc., se sont toujours gardés de ces généralisations anticipées, si séduisantes et légitimes qu'elles paraissent, et se sont appliqués à ne formuler que des théories adéquates aux faits observés — Avec cette réserve et en se renfermant dans ces limites, il est vrai de dire, parce que des expériences multipliées l'ont prouvé, que nous sommes entourés de germes de toute espèce, et que de même qu'une terre fraîchement remuée donne bientôt naissance à une multitude de plantes diverses, de même ces germes n'attendent qu'un sol et des conditions favorables pour se développer chacun suivant son espèce. Il est à remarquer, en effet, que là, comme chez les êtres plus élevés en organisation, on n'a pu constater qu'un polymorphisme probable et en tous cas limité, mais non des faits certains de transformisme (2). — Or ce sol et ces conditions, ces germes les trouvent dans nos aliments, dans les liquides de toutes sortes que nous employons, dans nous-mêmes enfin bien souvent où ils amènent l'explosion de maladies redoutables. — La conséquence pratique bien nette est la suivante; nous l'avons déjà formulée: combattre partout et par tous les moyens possibles, chaleur, antiseptiques... le développement de ces germes. Il n'est pas douteux que par ces précautions on n'évite et bien des altérations, et bien des contagions.

(1) Pasteur, *Etudes sur la bière*, p. 41.

(2) Pasteur, *Etudes sur la bière*, p. 119 et 125.

Note pour la page 16. — MM. Van Tieghem et Bonnier ont constaté (Bull. de la Soc. Bot. 12 mars 1880), que des bulbes de tulipes et des tubercules d'oxalis, placés dans une atmosphère d'ac. carbonique pur continuaient à en produire en même temps qu'une quantité notable d'alcool. Ces bulbes ou tubercules ne présentent d'ailleurs, avant et pendant ces phénomènes, aucune trace de ferment organisé; ils sont donc à eux-mêmes comme dans les expériences citées plus haut, leurs propres ferments.

TABLE DES MATIÈRES.

	Pages
INTRODUCTION	3
Fermentation alcoolique	4
Historique	4
Lavoisier : Étude chimique de la Fermentation	5
M. Pasteur : Théorie physiologique de la Fermentation	8
Théorie nouvelle de la Fermentation. — Vie sans air	9
Origine de la levûre	13
Fermentation spontanée des fruits sucrés dans l'ac. carbonique	15
Fermentation lactique	16
Fermentation butyrique. — Putréfaction	18
Fermentation butyrique	18
Putréfaction	19
Fermentation de la cellulose	21
Fermentation ammoniacale	23
Fermentation gallique	25
Fermentations par oxydation. — Fermentation acétique. — Combustions lentes	27
Nitrification ou fermentation nitrique	30
Fermentations diverses	34
Formation des eaux sulfureuses	34
Fermentation visqueuse ou mannitique. — Graisse des vins	35
— succinique	35
— mucique	36
— du tartrate de chaux	36
— de l'acétate de magnésie	36
— de l'acétate de chaux	36
Rôle des germes contenus dans l'air	37
Applications médicales	39
Considérations générales	39
Examen de la doctrine des générations spontanées	40
Applications thérapeutiques	41
Urines ammoniacales	43
Pébrine	44
Putréfaction dans les animaux vivants	47
Charbon	50
Septicémie	56
Choléra des poules	57
Fièvre récurrente	59
Erysipèle et Diphthérie	60
Furoncles	61
Fièvre puerpérale	62
Fièvre typhoïde	63
CONCLUSIONS	63

PRINCIPAUX OUVRAGES A CONSULTER.

PASTEUR........ Mémoires. in *Annales de Ch. et de Phys.*, T. LII, LVIII, LXIV.

— Études sur le vin. Paris, 1866-73

— Études sur le vinaigre. Paris, 1868.

— Études sur la maladie des vers à soie. Par's, 1870.

— Études sur la bière. — Théorie nouvelle de la fermentation. Paris, 1876.

— Examen critique d'un écrit posthume de Claude Bernard sur la Fermentation. Paris, 1879.

Comptes-rendus de l'Académie des sciences, années 1860 à 1880. Article *Fermentation*.

VAN TIEGHEM... Mémoires. in *Annales des sciences naturelles et Annales scientifiques de l'École normale*, 1864 et 67.

DUCLAUX....... Des fermentations. in *Dictionnaire encyclop. des sciences médicales*. Paris, 1877.

SCHUTZENBERGER. Les fermentations. Paris, 1875.

HOFFMANN...... Études mycologiques sur la fermentation. *Ann. des Sc. nat. bot.* T. XIII. 1860.

— Mémoire sur les bactéries. *Ann. des Sc. nat. bot.*, 5e série. t. XI. 1869.

COZE ET FELTZ... Recherches expér. sur la présence des infusoires dans les maladies infectieuses. Paris et Strasbourg, 1866.

DE BARY........ Mémoires.

MAX. REES...... Botan. Untersuch. über die Alkoolsgärungspilze (*Sur les champignons de fermentation alcool.*). Leipsig, 1870.

ENGEL.......... Les ferments alcooliques. *Thèse Fac. des sc.* Paris, 1872.

COHN.......... Untersuch. über die Bacterien. mit. Tafl. (*Recherches sur les Bactéries, avec pl.*) *Beiträge zur Biologie der Planzen*. T. II. Breslau, 1872.

FITZ .... Sur la fermentation alcoolique. *Soc. chimique de Berlin.* 1873.

BÉCHAMP .... Recherches sur la nature et l'origine des ferments. *Ann. de ch. et de phys.* 4e sér., t. XXIII.

— Les microzymas dans leurs rapports avec la fermentation et la physiologie. — *Leçon professée à la séance d'ouverture de l'Association française pour l'avancement des sciences.* Nantes, 1875.

NOTA. — On trouvera une bibliographie très-complète des travaux sur les fermentations dans le travail déjà cité de M. Duclaux : *des fermentations* ; — et aussi dans une étude sur les bactéries, par le Dr Magnin. (*Thèse présentée au concours d'agrégation.* Paris, Savy, 1878.) Cette étude, faite surtout au point de vue botanique et descriptif, résume particulièrement les travaux de Cohn.

FAUTE A CORRIGER.

Page 22, 10e ligne, — *il faut mettre :* respectant seulement leur forme et leur CONTENU *au lieu de* couleur.

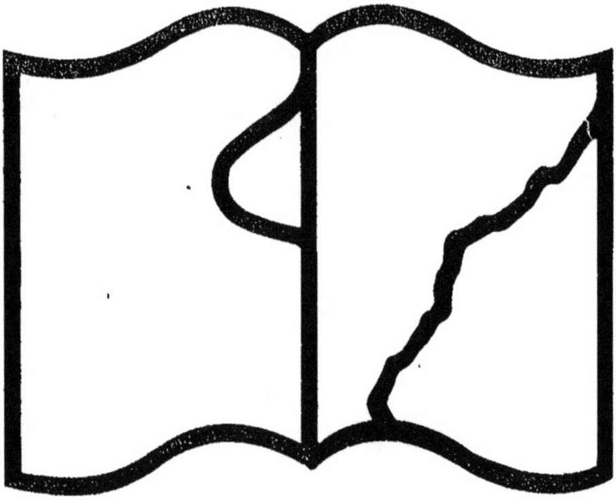

Texte détérioré — reliure défectueuse

NF Z 43-120-11

www.ingramcontent.com/pod-product-compliance
Lightning Source LLC
Chambersburg PA
CBHW070806210326
41520CB00011B/1854